„Die Probleme, die es in der Welt gibt,
sind nicht mit der gleichen Denkweise zu lösen,
die sie erzeugt hat".

Albert Einstein

Ferry Hirschmann, Die memon Revolution

5. Auflage

ISBN: 978-3-9812818-0-4

Oberaustr. 6a, D-83026 Rosenheim
www.eu-umweltakademie.eu
www.office@eu-umweltakademie.de

Layout: jn medien, 84405 Dorfen
Druck und Bindung: Rapp-Druck
Printed in Germany

Herstellerinformation:
Beim Einkauf unserer Zellstoffe achten wir darauf, dass zur Produktion Holz aus nachhaltiger Forstwirtschaft eingesetzt wird. Die Herkunft des Holzes ist uns bekannt.
Das Holz für unseren Zellstoff stammt aus Plantagen, Durchforstungen, Schnittabfall und anderem Industrierestholz. Hölzer des tropischen Regenwaldes, aus geschützten Wäldern und illegalem Einschlag kommen nicht zum Einsatz.

Ferry Hirschmann

Die memon Revolution

Die Geschichte einer Technologie,
die auch Ihr Leben verändern kann

Inhalt

Vorwort Dr. med. Andreas Falarzik

(zur 4. überarbeiteten Auflage)

Die moderne Medizin versucht, wissenschaftliche Erkenntnisse in nutzbringende Therapieformen für den Menschen zu überführen. So entstanden u. a. die Radiologie, die Computertomographie und die Magnetresonanztomographie. Diese elektromagnetischen Wellen unterliegen einer intensiven Beobachtung während ihrer Anwendung am Menschen, um schädliche Wirkungen zu vermeiden.

Ähnlich verhält es sich in der Pharmakologie. Bis zur Zulassung von Medikamenten können Jahre vergehen. Strenge Regeln und aufwändige Verfahren sorgen dafür, dass der Nutzen dominiert und Nebenwirkungen auf ein Mindestmaß reduziert werden.

Mindestens ebenso wichtig wie die Behandlung von Patienten sind jedoch die Prävention sowie das Vermeiden potentieller Gefahren und Gefährdungen im Alltag. Ganz im Sinne der hippokratischen Tradition von „Primum non nocere" (lat.: zuerst einmal nicht schaden und Schädliches fernhalten), ein Grundsatz, der die Vorsorge ins Zentrum des moralisch geforderten ärztlichen Handelns stellt.

Für Röntgenaufnahmen werden z. B. bei Heranwachsenden spezielle Filter verwendet; ebenso unterliegen alle medizinischen Geräte, die elektromagnetische Wellen aussenden, jährlich technischen Kontrollen. Die Zulassungskriterien im Bereich des Mobilfunks sowie bei anderen elektromagnetischen Wellen unseres Alltages sind hingegen weitaus weniger streng bzw. nicht existent. Wo bleibt hier die Kontrolle? In Anbetracht der Tatsache, dass experimentelle Studiendesigns[1] die Auswirkungen elektromagnetischer Wellen auf Menschen belegen, ist dies nicht nur unverständlich, sondern fahrlässig.

Die ärztliche Pflicht gebietet es, Vorsicht walten zu lassen. Insbesondere für Kinder und Jugendliche sollten die Vorsorge und die Prävention oberste Priorität haben.

Im Hause memon wurden diese Bedenken aufgenommen und eine beachtliche Technologie entwickelt, die in der Lage ist, die Auswirkungen von elektromagnetischen Feldern zu neutralisieren. Damit wird nicht nur den chronisch Kranken ein Stück Lebensqualität zurückgegeben.

Ich persönlich nutze die memon Produkte privat wie beruflich. In meiner orthopädischen Fachpraxis stelle ich fest, dass seit dem Einbau von memon Produkten die Mitarbeiter im Umgang mit Problempatienten

---

1 Repetitive transcranial magnetic stimulation in bulimia nervosa: preliminary results of a single-centre, randomised, double-blind, sham-controlled trial in female outpatients. Walpoth M, Hoertnagl C, Mangweth-Matzek B, Kemmler G, Hinterhölzl J, Conca A, Hausmann A. Psychother Psychosom. 2008; 77(1): 57-60. Epub 2007 Dec 14.
No deterioration of cognitive performance in an aggressive unilateral and bilateral antidepressant rTMS add-on trial. Hausmann A, Pascual-Leone A, Kemmler G, Rupp CI, Lechner-Schoner T, Kramer-Reinstadler K, Walpoth M, Mechtcheriakov S, Conca A, Weiss EM. J Clin Psychiatry 2004 Jun; 65(6): 772-82. Review.
No benefit derived from repetitive transcranial magnetic stimulation in depression: a prospective, single centre, randomised, double blind, sham controlled „add on" trial. Hausmann A, Kemmler G, Walpoth M, Mechtcheriakov S, Kramer-Reinstadler K, Lechner T, Walch T, Deisenhammer EA, Kofler M, Rupp CI, Hinterhuber H, Conca A. J Neurol Neurosurg Psychiatry. 2004 Feb;75(2): 320-2.
Repetitive Transcranial Magnetic Stimulation in Bulimia Nervosa: Preliminary Results of a Single-Centre, Randomised, Double-Blind, Sham-Controlled Trial in Female Outpatients M. Walpoth[a, b], C. Hoertnagl[a, b,] B. Mangweth-Matzek[c], G. Kemmler[a], J. Hinterhölzl[a], A. Conca[d], A. Hausmann[a, b], [a]Department of General Psychiatry, [b]Laboratory for Magnetic Brain Stimulation, Department of General Psychiatry, and [c]Department of Psychosomatic Medicine, Innsbruck Medical University, Innsbruck, and [d]Department of General Psychiatry, Regional Hospital Rankweil, Rankweil, Austria
Mobilfunkgeräte: Entwarnung mit Vorbehalt, Deutsches Ärzteblatt; VOL: 98 (25); p. A-1670/20010622/

deutlich ausgeglichener, ruhiger und entspannter sind. Ebenso habe ich eine Harmonisierung meiner Nachtruhe erlebt, ich schlafe deutlich besser. Patienten, die in Zusammenhang mit der Therapie memon Produkte verwenden, berichten über ähnlich positive Erfahrungen.

Vielleicht kann uns memon dabei helfen, nicht schutzlos an einem gigantischen Feldversuch teilnehmen zu müssen. Lassen Sie uns weiter forschen, beobachten und durch unser Mitwirken diese Technologie fördern, zum Nutzen und Wohle aller.

Dr. med. Andreas Falarzik
November 2011

Dr. med. Andreas Falarzik ist Facharzt für Orthopädie mit Sitz in Bochum-Wattenscheid. Als Arzt des Deutschen Olympischen Sportbundes am Olympiastützpunkt Westfalen Bochum und als ehemaliger Leistungssportler verfügt er über exzellente Kenntnisse im Bereich der Sportmedizin. Der Vereinsarzt von verschiedenen Sportvereinen ist ausgewiesener Experte im Bereich der Ernährungsberatung und war unter anderem auch als Mannschaftsarzt für den FC Schalke 04 tätig.

Vorwort Ferry Hirschmann

Mit dem vorliegenden Buch möchte ich Ihnen einen Einblick in die Funktionsweise der von Winfried M. Dochow entwickelten Technologie geben. Vor allem aber möchte ich vermitteln, wie umfassend diese Technologie ist und wie nachhaltig sie dazu beiträgt, das Klima unserer Räume zu harmonisieren. Das Spektrum ihres Wirkens reicht von der Beseitigung der pathogenen Auswirkungen schädlicher Erdstrahlen und geologischer Aberrationen über künstlich induzierte elektromagnetische Strahlung bis hin zur Reharmonisierung unseres wichtigsten Lebensmittels, des Wassers. In einem Interview gibt Winfried M. Dochow selbst Auskunft über die Anfänge seiner Forschung und die Weiterentwicklung seiner Idee. Ein Gespräch mit dem Unternehmerehepaar Erika und Hans Felder beschreibt die Gründungsgeschichte der Firma memon, die im Jahre 2001 die professionelle Vermarktung dieser Umwelttechnologie übernahm und damit eine immer größere Akzeptanz erreicht. Und last, but not least kann sich der Leser in zahlreichen Anwender-Feedbacks ein Bild von der Wirkung dieser einzigartigen, innovativen Technologie machen.

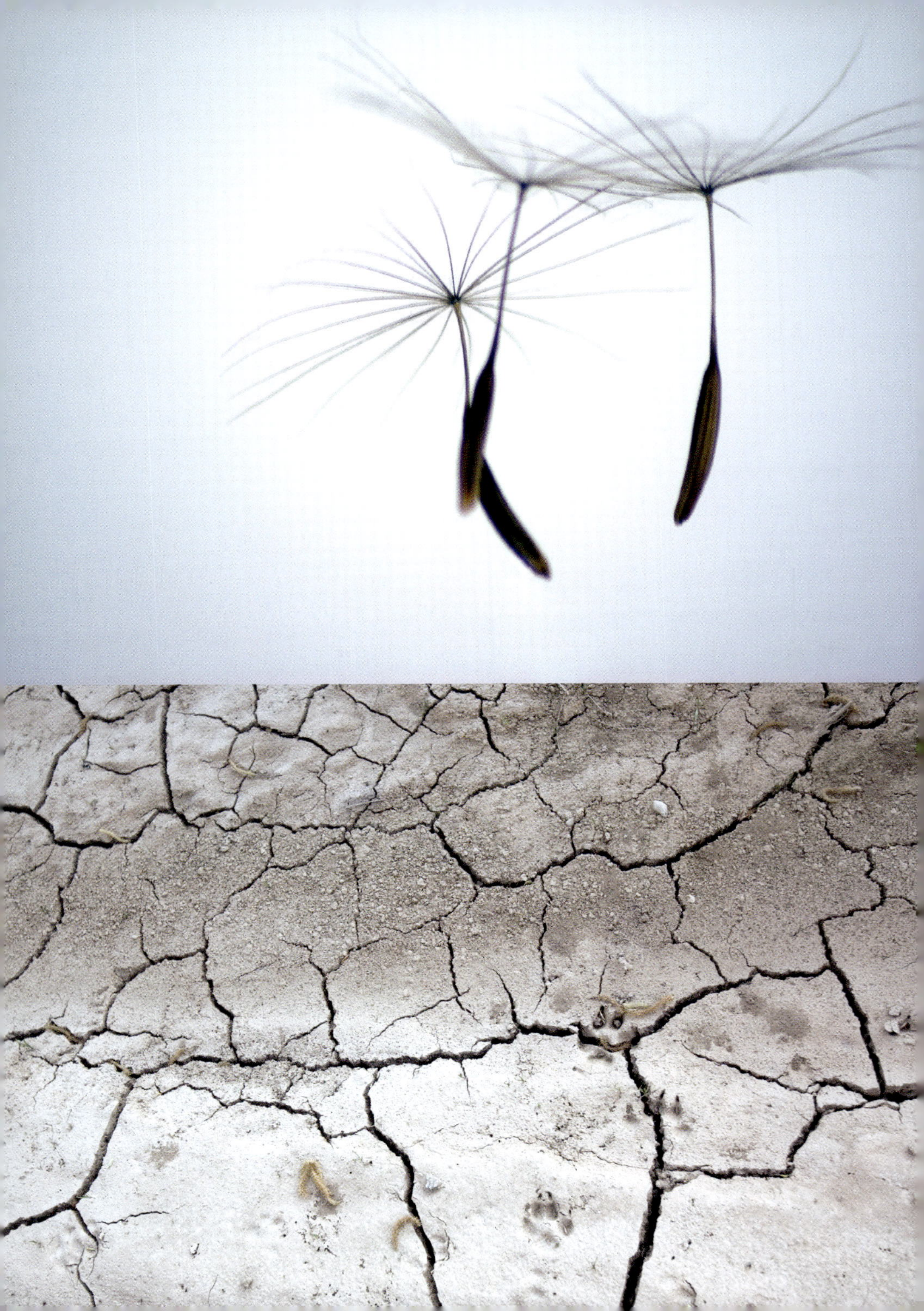

Was ist Harmonie?

Immer wieder erlebe ich es, dass Menschen über Harmonie sprechen, doch im Grunde nicht wissen, was das Wort bedeutet. Fälschlicherweise glauben sie oft, dass Harmonie einen statischen Zustand der Ausgewogenheit beschreibt, der keine Veränderungen, keine Dynamik zulässt. Doch das ist falsch.

Das Wort „Harmonie" kommt ursprünglich aus dem Griechischen (harmonia) und bedeutet zusammenfügen, ordnen, zueinander ins Verhältnis setzen. Harmonie ist also nichts anderes als das Verhältnis, das Dinge zueinander haben, eine zunächst wertneutrale Ordnung, die allem zugrunde liegt. Dieses Verhältnis besteht häufig aus Gegensätzen – aus Hell und Dunkel, Hitze und Kälte, Spannung und Entladung, Expansion und Kontraktion, Ausschwingen und Einpendeln. Harmonie ist also kein statischer Zustand, sondern ein dynamisches Geschehen, in dem es immer wieder darum geht, zurück zur Mitte, zum ruhenden Pol zu finden.

Harmonie hat viele Gesichter, viele Facetten, viele Schattierungen. Die Natur kennt unendlich viele Spielarten, in denen sich uns der Eindruck von Harmonie vermittelt: So empfindet der eine das weite Ockergelb einer Wüstenlandschaft vor dem leuchtend blauen Himmel als harmonisch. Ein anderer liebt malerische Bauerngärten mit Obstbäumen und Bächen, ein Dritter das weite Meer in seiner Unendlichkeit, ein Vierter den Wald in seiner dunklen geheimnisvollen Tiefe. All dies sind Ausprägungen der Natur, in denen sich die Vielgestaltigkeit harmonischen Miteinanders zeigt – in ihrer jeweiligen Qualität vollkommen unterschiedlich und doch jedes für sich ein Sinnbild für das Verhältnis der Dinge untereinander, für eine bestimmte Harmonie.

Wie eingangs gesagt, ist es falsch, das Wort „harmonisch" ausschließlich mit dem Begriff „ruhig" gleichzusetzen. Gerade in der Natur offenbaren sich ja ungeheure Kräfte, die ins Extreme gehen können: Denken wir nur an die drückende und schwüle Atmosphäre kurz vor einem Gewitter. Die Luft ist geladen mit Elektrizität, sie steht still und muss sich nun mit einer Heftigkeit entladen, die der vorausgegangenen Spannung entspricht. Denken wir an prasselnde Regengüsse, an meterhohe Schneeberge, an eisige Winter, an sommerlich heiße Nächte: Immer wieder bietet uns die Natur extreme Zustände, die sich jedoch im besten Fall von selbst regulieren.

Das Pendel schwingt vor und zurück, bis es langsam, langsam in eine ruhige, aber nie stillstehende Mitte findet.

Auch unser menschliches Empfinden von Harmonie ist nicht statisch, sondern bedingt von Zeit, Umgebung, Charakter und Tagesverfassung. Nehmen wir das Beispiel Musik: In der Harmonielehre des ostasiatischen Kulturraumes gelten völlig andere musikalische Gesetze als in unserem, dem mitteleuropäischen Kulturraum. So hört das Ohr eines Japaners Harmonie in Klängen und Tonfolgen, die für uns zunächst befremdlich und unter Umständen sogar hässlich wirken.

Das Ohr eines Renaissancemenschen aus dem 15. Jahrhundert wäre wahrscheinlich nicht in der Lage, auch nur irgendeine Harmonie in unserer Musik zu entdecken – ein simpler Schlager wäre im Kontext dieser Zeit schlicht eine Überforderung. Und was den Charakter oder das Temperament betrifft: Manche Menschen blühen auf, wenn sie im Süden sind – das heiße, mediterrane Klima entspricht ihnen, harmoniert mit ihrer Natur. Andere wieder bevorzugen kältere Regionen, um ihr Bedürfnis nach harmonischer Übereinstimmung zu stillen. Die einen sind Nacht-, die anderen Morgenmenschen. Manche lieben die Stille, andere können gar nicht genug Party machen. Wir alle haben also bestimmte Präferenzen, durch die wir uns in Harmonie befinden, das heißt, im stimmigen Verhältnis zu dem, was uns umgibt.

Dennoch gibt es einige unverbrüchliche Gesetzmäßigkeiten, damit ein Mensch körperlich und mental in Harmonie mit seiner Umwelt lebt. So bedarf der Organismus eines bestimmten Milieus, damit Organe und Nervenzellen mit genügend Sauerstoff versorgt werden. Die Körpertemperatur sollte 37 Grad Celsius betragen – es sei denn, wir müssen etwas ausschwitzen, um wieder gesund zu werden. Unser Organismus braucht das Licht der Sonne, damit der Stoffwechsel in Gang kommt, und er braucht die Dunkelheit der Nacht, um auf das vegetative Nervensystem umzuschalten. Kurz: In unserem Körper muss ein kompliziertes und bis ins letzte ausgefeilte Programm ablaufen, in dem einzelne Organe miteinander arbeiten oder sich von dieser Arbeit ausruhen, in dem Hormone Botschaften weiterleiten und Nerven diese Botschaften empfangen können.

Die Harmonie, nach der der menschliche Organismus verlangt und funktioniert, ist also keineswegs ein Zustand schlaffer Entspannung und wohligen Abhängens, sondern ein dynamisches Geschehen „im Fluss", das zum einen von

der Umgebung abhängt und zum anderen aus Kontraktion und Expansion, aus Spannung und Entspannung besteht.

Heute leiden viele Menschen unter der Tatsache, dass diese ursprüngliche und wohldurchdachte Kommunikation des menschlichen Organismus mit der Umwelt zerstört ist. Besonders in Städten und Ballungszentren sind wir weit entfernt von einer Übereinstimmung mit dem natürlichen Fluss der Dinge und bezahlen mit Schlaflosigkeit, Nervosität, Migräne und anderen psychosomatischen Reaktionen. Eine hoch technisierte Welt befreit uns zwar in weiten Teilen vom Zwang körperlicher Arbeit, sorgt aber andererseits für die stetig wachsende Entfremdung von den natürlichen Bedingungen und schafft dadurch neue Sachzwänge und eigene Gesetzmäßigkeiten. Schneller, weiter und mehr lautet die Parole, und so leben wir tapfer gegen unseren eigenen Biorhythmus an, bis unsere Lebensenergie erschöpft ist.

Diese Entfremdung von den natürlichen Gegebenheiten findet nicht zuletzt in unseren Räumen statt. Das Wort „verkabelt" gab es bis vor ein paar Jahrzehnten nicht. Es beschreibt heute eine Realität, die jeden Einzelnen erfasst. Auf unseren Balkonen leuchten weiße Satellitenschirme, vor unseren Häusern ragen Handymasten auf. Zu unseren Wohnungen führen computergesteuerte Fahrstühle, und wir öffnen sie mit elektrischen Türöffnern. Wir bedienen Haushaltsmaschinen durch einen einzigen Knopfdruck, den Rest besorgt eine ausgefeilte Elektronik. Unser Kontakt mit der Welt läuft via Internet, wir kaufen ein und erledigen unsere Alltagsgeschäfte per Computer.

So reicht der Wirrwarr einander kreuzender elektromagnetischer Feldlinien bis in unsere Schlafzimmer und versetzt unsere Körper in Aufruhr und Unruhe.

Es ist, als umgebe uns ein eigenständiger elektrischer Kosmos, in dem der Körper verwirrt nach jener Ruhe und Organisation schreit, derer er eigentlich bedarf. Er ist desorientiert und verstört, überfordert von Signalen, die seinem ursprünglichen Harmonieverständnis zuwiderlaufen. Kurz: Die Segnungen der Technik haben eine Kehrseite – sie stören die wohldurchdachte Struktur unserer körperlichen Abläufe, sie versetzen uns in Disharmonie und machen auf Dauer krank.

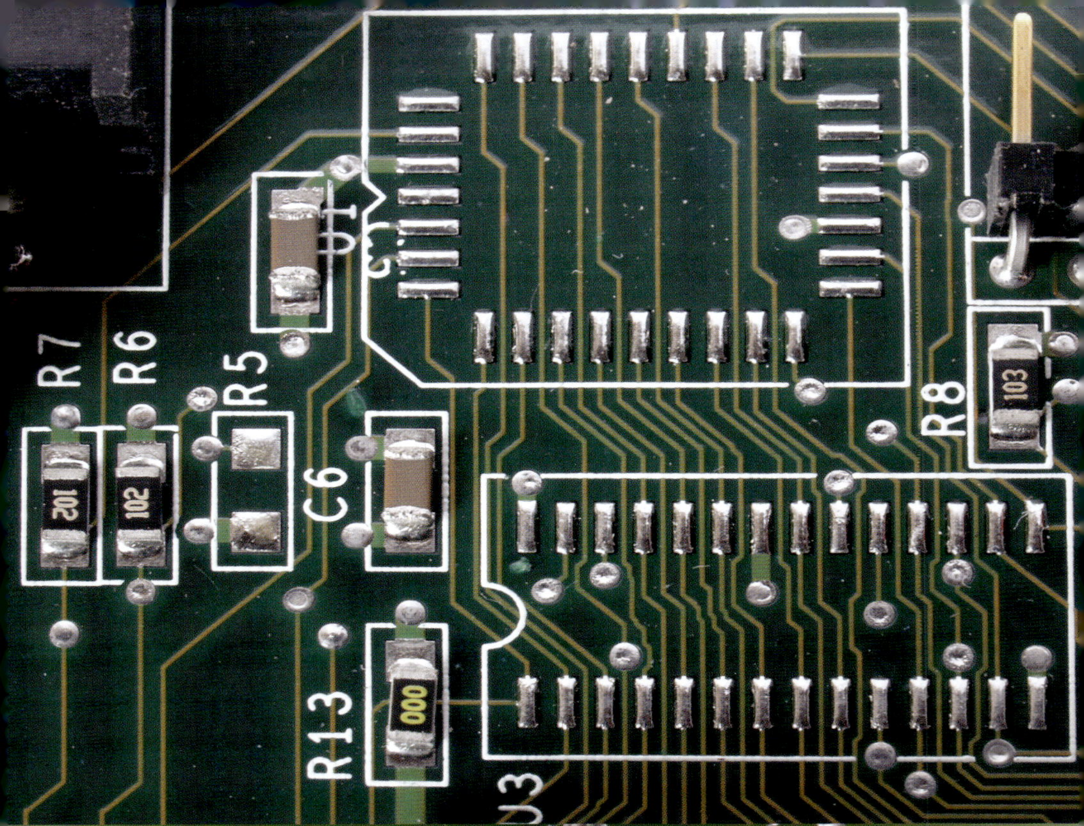
R7
R6
R5
C6
R13
R8
U3

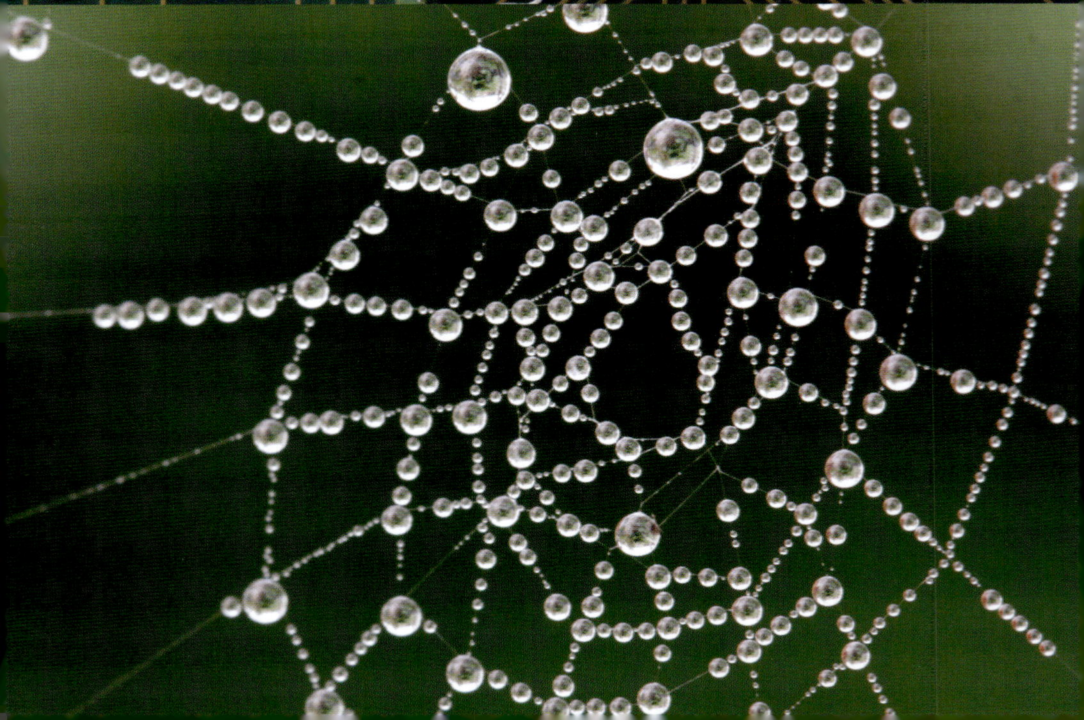

Hightech-Antwort: memon Technologie

Als Winfried M. Dochow die memon Technologie entwickelte, war ihm klar, dass ein romantisches „Zurück zur Natur“ nicht die Lösung ist. Mit der technischen Seite unseres Lebens wurden Fakten geschaffen, an deren normativer Kraft nicht zu rütteln ist – unsere Gesellschaft würde zusammenbrechen, würde man das Rad der Entwicklung zurückdrehen. Deshalb bewegte Dochow eine einzige Frage: Was kann man tun, um der Erschöpfung unserer Lebenskräfte durch ein Übermaß krankmachender Strahlung entgegenzuwirken? Wie kann man die disharmonische Auswirkung natürlicher oder künstlicher elektromagnetischer Felder beseitigen? Kurz gesagt: Wie kann man, wenigstens in den Innenräumen, eine Wohlfühlzone schaffen, in der z. B. ein gesunder Ionenfluss herrscht, sodass der natürliche Sauerstoffaustausch funktioniert?

Dass Winfried M. Dochow ein immenses Interesse für diese Frage hegte, lag in seiner eigenen Biographie begründet. 1940 in Klandorf/Berlin geboren, hatte er ursprünglich eine Ausbildung zum Lokomotivbauer absolviert, um dann auf dem zweiten Bildungsweg das Fachabitur zu machen. Anschließend studierte Dochow Maschinenbau und arbeitete ab 1970 als Fertigungsleiter in der Niederlassung eines namhaften deutschen Autoherstellers. Sowohl im Studium als auch beruflich setzte er sich mit dem Phänomen der Schwingung auseinander, damals allerdings ausschließlich unter technisch-physikalischen Gesichtspunkten. Eine schwere Krebserkrankung setzte seiner Karriere ein jähes Ende. Dies war jedoch, seinen eigenen Worten zufolge, der Beginn einer existeniellen Suche nach einer umfassenden und tiefgreifenden Verbesserung unserer Lebensumstände. Konfrontiert mit der Erkrankung bahnte sich ein Paradigmenwechsel in seinem Denken an, wobei das Phänomen der Schwingung wie ein Leitgedanke unter veränderten Voraussetzungen weiterhin seine Arbeit bestimmte. Was zuvor unter rein technischen Gesichtspunkten erarbeitet worden war, bildete in den Jahren unermüdlichen Forschens und Experimentierens das Fundament einer komplementären Technologie: Das Gesetz der Resonanz und in diesem speziellen Fall, der destruktiven Interferenz. Ergänzt wurde dieses Fundament durch den Gedanken der Information, jener Energie, die jeder Materie und jedem Geschehen innewohnt, und die durch Schwingung an das Umfeld abgegeben wird.

Dieses Abgeben spielt sich auf einer Ebene ab, die nicht mehr im stofflichen Bereich liegt, sie ist jenseits von Materie. Es handelt sich vielmehr um ein feinstoffliches, immaterielles Geschehen, das krankmachend oder harmonisch für unseren Organismus ist. Wie Herr Dochow im Lauf seiner Untersuchungen feststellte, galt es, auf dieser Ebene einzugreifen und ein System zu entwickeln, das auf der gleichen energetischen Ebene, der Informationsebene, arbeitet.

Das Prinzip der Interferenz hängt mit der Schwingungsenergie zusammen, die physikalisch mittels Wellenlängen und Frequenzen bemessen wird. Verstärkt wird eine bestimmte Schwingungsenergie, wenn sich zum Beispiel zwei Wellen mit gleicher Wellenlänge, gleicher Frequenz und gleichem Takt (Phase) überlagern – hier spricht man von konstruktiver Interferenz. Die Amplituden, also die ausschlagenden Kurven der Wellen, werden verstärkt und damit die entsprechende Schwingungsenergie. Umgekehrt verhält es sich bei der destruktiven Interferenz: Wenn die beiden Wellen um

180 Grad phasenverschoben verlaufen, sodass Wellenberg und Wellental aufeinandertreffen, heben sie sich gegenseitig auf, sofern ihre Amplituden gleich groß sind.

Der Gedanke ist so einfach wie genial: Damit wir trotz elektromagnetischer Feldlinien und ihrer krankmachenden Informationen in einem harmonischen Umfeld leben, **muss die krankmachende Information beseitigt, das heißt gelöscht werden. Dieses Löschen geschieht mittels destruktiver Interferenz:** Auf ein Trägermaterial, in diesem Fall Quarz, wird die Gegenschwingung phasenversetzt aufmoduliert und über ein resonantes Feld ununterbrochen an die Umgebung übertragen. Durch diesen Vorgang wird die ursprüngliche, die pathogene Information völlig gelöscht, und der Raum wird trotz der Existenz elektromagnetischer Felder reharmonisiert. Die krankmachende Information wird also komplett eliminiert.

Von der Idee zur Entwicklung

Gespräch mit Winfried M. Dochow

Um das Gedankenfeld, das diesem System zugrunde liegt, besser transportieren zu können, möchte ich Winfried M. Dochow selbst sprechen lassen. Denn im Vorfeld der Entwicklung des memon Systems lagen Dochows Erfahrungen mit der Radiästhesie, dem Aufspüren schlechter oder krankmachender Orte durch die Rute oder den Sensor. Zahllose Experimente und Hausuntersuchungen, die Arbeit an wissenschaftlichen Einrichtungen sowie die Zusammenarbeit mit Unternehmen im Bereich neue Technologien bildeten in ihrer Gesamtheit das Fundament für seine eigene Forschung. Es war ein langer Weg, bis er mit seinen memonizern einen stabilen und nachweisbaren Schlüssel zur Verbesserung unserer Lebensqualität fand. Die Essenz seines Verfahrens liegt in ihrem ganzheitlichen Ansatz, die Pfeiler, auf denen es beruht, sind die physikalischen Gesetze der Resonanz und der Polarität. So lauten Dochows Prämissen – ein der Natur abgelauschtes Prinzip, das in der Lage ist, gezielt und kontrolliert auf jener energetischen Ebene zu wirken, auf der schädigende zellbiologische Prozesse verlaufen.

Herr Dochow, es ist lange her, seit Sie in den Siebzigerjahren als Fertigungsleiter gearbeitet haben. Dann unterbrach eine Krebserkrankung Ihre ursprüngliche Berufslaufbahn. Sie selbst bezeichneten einmal den Ausbruch Ihrer Krebserkrankung als Ihre Heilquelle. Können Sie das erklären?

Es war praktisch meine Krankheit, die mich dazu brachte, in einem ganzheitlicheren Sinne zu denken. Denn in ihrem Verlauf entwickelte sich immer stärker das Bewusstsein eines alternativen Heilungsansatzes – das war der einzige Weg, der offen war. Die herkömmliche Medizin war dazu nicht in der Lage. Mir war damals ein Artikel aus einer Zeitschrift „zugefallen", der das katathyme Bilderleben als Weg beschrieb, aus der Krebskrankheit herauszufinden. Und ich fühlte, dass das mein Lösungsansatz ist. Dieser Lösungsansatz funktionierte. Und so kam die Erkenntnis: Wenn es so funktioniert, muss es überall so funktionieren. Insofern waren meine Krankheit und vor allem meine Gesundung der direkte Hintergrund, etwas zu schaffen, damit wir in gesünderen Lebensverhältnissen leben.
Ich könnte das Ganze auch auf der Ebene der Information ausdrücken: Die Krankheit war die Information, dass ich mit meinem Umfeld nicht harmonierte, dass ich anders war und etwas anderes suchte. Und so gesehen war die Erkrankung praktisch meine Heilquelle. Ich habe alte Informationen ausgeleitet, meinem Organismus durch Ernährungsumstellung neue Informationen zugeführt und durch mentales Arbeiten – eben durch das katathyme Bilderleben und Meditation – Informationen im Körper verändert. Wenn wir davon ausgehen, dass Information das Verhalten der Materie verändert, so war meine Krebserkrankung der beste Beweis: Die neue Information veränderte das Verhalten meines Körpers. Es gab eine vollständige Remission. Der Krebs war nach kurzer Zeit vollkommen weg.

Sie stießen dann auf das Phänomen der geopathogenen Reizzonen oder Störfelder. Hatten Sie bereits bei Ihrer Krebserkrankung das Gefühl, dass solche Störfelder im Spiel waren?

Ja, auch. Doch das wirkliche und letztlich ausschlaggebende Schlüsselerlebnis war 1979, nachdem mein Sohn geboren worden war. Weil er einfach nicht zur Ruhe kam – er schrie jede Nacht. Er hatte schlimme Hautausschläge und litt unter Atemnot. Manchmal waren die Erstickungsanfälle so dramatisch, dass wir mitten in der Nacht mit ihm ins Krankenhaus mussten. Aber die Schulmediziner bekamen das einfach nicht in den Griff. All das waren die entscheidenden Faktoren, dass ich weiter nach alternativen Erklärungen und Heilmethoden suchte. Und so habe ich meine herkömmlichen Wege – unter anderem die beruflichen – zugunsten der Beschäftigung mit diesem Thema immer mehr verlassen. Ich habe damals sehr viel Literatur in dieser Richtung gelesen. Zu dieser Zeit – mein Sohn war ungefähr ein Jahr alt – fand dann der erste Kontakt mit der Radiästhesie bzw. dem Phänomen tellurischer Störzonen statt. Und da bestätigte sich, dass der Platz, auf dem mein Sohn lag, schwer belastet war. Das wollte ich dann genauer wissen, und so besuchte ich mein erstes Seminar im Rutengehen. Ich habe dann ca. fünfzehn Seminare besucht und praktisch alle Disziplinen – Sensor, Rute, Pendel – erlernt. Und musste dabei feststellen: Irgendetwas stimmt da überall nicht.

Was stimmte nicht?

Es kamen einfach unterschiedliche Ergebnisse raus. Wenn ich aber von meinem Ursprung kommend wissenschaftlich denke, dann muss auf jeder Waage, auf die ich ein Pfund stelle, ein Pfund angezeigt werden. Es muss einen gemeinsamen Nenner geben. Das war hier nicht der Fall.

Woran liegt das?

Das liegt am System. Viele Rutengänger arbeiten innerhalb ihrer eigenen Empfindungswelt. Sie fühlen und bekommen die Ergebnisse, die sie wollen. Ich dagegen war auf der Suche nach einer radiästhetischen Methode, die wissenschaftlich nachvollziehbar ist. Zu dieser Zeit – es war 1985 – lernte ich Paul Schmidt kennen, durch den meine Arbeit ein wissenschaftliches Fundament bekam. Schmidt war der Besitzer einer großen Fabrik, in der Maschinen hergestellt wurden, mittels derer man unterirdisch Rohre verlegen konnte, ohne den Boden aufzugraben. Parallel dazu betrieb er eine Firma, die radiästhetische- und Entstörgeräte herstellte. Er schrieb auch Bücher über diese Themen. Sein Wunsch war, dass ich objektive Erkenntnisse im Bereich der Radiästhesie und Energie durch Seminare an die Öffentlichkeit bringe. Schmidt war ein enorm kluger Kopf, der bereits mehrere Patente hatte. Ich möchte hier nur ein kleines Beispiel aus seinem Wissensschatz erwähnen: Wenn man mit einer Brille Probleme hat, dann kann das an der Polarität der Brillengläser liegen. Dann muss man nur hinten in den Bügeln jeweils ein kleines Loch bohren, damit die Energie abgeleitet wird. Damit ist der Druck weg. Ein kleiner Trick, aber mit großer energetischer Auswirkung. Schmidt hatte ja damals bereits Geräte entwickelt, die auf Frequenzbasis arbeiteten, also Geräte, bei denen man die genaue Hertzzahl einer Frequenz nachweisen konnte.

Das waren elektrische Geräte?

Nein, die Geräte arbeiteten mit der Naturschwingung. Man stellte eine Frequenz ein, und die natürliche Energie regte das eingebaute Antennensystem zum Schwingen an – auf eben dieser Frequenz. Ich vermute, kann es aber nicht mit letzter Sicherheit sagen, die Basis von Schmidts Arbeiten waren die Versuche des französischen Wissenschaftlers Lakowsky, der mit Geranien und geschlossenen Kupferschwingkreisen experimentiert hatte. In diesen Experimenten hatte Lakowsky einen Kupferring in einer bestimmten Größe um einen Geranienstamm gelegt. Daraufhin bekam die Geranie Krebs oder vielmehr krebsartige Auswüchse. Der Grund: Ein Schwingkreis dieser Größe erzeugt Krebs. Daraufhin formte er einen anderen Ring, wieder aus Kupfer, größer als der erste Schwingkreis – und die Pflanze wurde wieder gesund. Weil eine andere Schwingung herrschte – eine Gesundungsschwingung.

In welche Zeit fallen diese Versuche Lakowskys? Und wo war das?

In den Zwanzigerjahren, an der Pariser Sorbonne. Lakowsky hatte zum Zeitpunkt dieser Experimente ausgesorgt, denn er hatte ein Patent auf ein Verfahren bei Eisenbahnschienen, das heute noch verwendet wird. Er hat aber auch nachgewiesen, und das ist für unser Thema viel wichtiger, dass die menschliche Zelle ein Schwingkreis ist. Deshalb mag ich das Beispiel des Klavierstimmers so gerne: Unsere zellulären Schwingkreise sind vergleichbar mit den Saiten eines Klaviers, die gestimmt werden müssen. Wir können sie aber nur über Frequenzen stimmen, die wir kennen, die der Natur entspringen. Das ist der Kerngedanke der memonizer.

Sie haben sich ja schon während Ihrer Studien- und Berufsjahre mit Schwingungstechnik beschäftigt. Was ist der Unterschied Ihrer damaligen Beschäftigung mit Schwingung zur heutigen?

Damals war die Beschäftigung berufsgebunden – ich hatte mit drehenden Teilen zu tun, und drehende Teile haben immer etwas mit Schwingung zu tun. Damit sie richtig rund drehen, damit sie nicht ausschlagen. Heute weiß ich jedoch, dass die Schwingung im Bereich der Information der wichtigste Aspekt ist. Und dass das auf einer ganz anderen Ebene stattfindet.

Sie sprechen vom Bereich, von der Ebene der Information. Kann man erklären, was das ist?

Ich möchte das am Beispiel Radiosender und Empfänger erklären. Da ist die materielle Radiowelle der Träger der Information, und dies, damit wir die Sprache hören können. Materie ist immer der Träger von Information. Und sie existiert immer als Erstes: Information ist da, bevor sich die Materie verändert. Information bewegt die Materie. Ein weiteres Beispiel: Sie gehen in ein Konzert von Rod Stewart. Sie haben die Materie – er steht vor Ihnen, er singt. Sie machen einen Mitschnitt von diesem Konzert und nehmen ihn nach Hause mit. Die Materie bzw. Rod Stewart ist nicht mehr da, aber Sie hören ihn trotzdem. Seine Stimme, die Musik als Information ist da. Der Träger der Information ist da. Aber der Sänger selbst – die Materie – ist nicht mehr da.

Was ist beim memonizer der Träger oder das Trägermaterial?

Das ist vorwiegend Quarz. Quarz wird ja auch in der Technologie, z. B. bei Computern eingesetzt. Er schwingt, hat also eine Eigenfrequenz. Diese Quarzfrequenz kann in eine elektrische Frequenz übertragen werden, das passiert z. B. beim Computer. Von Bedeutung ist aber, was wir auf den Quarz aufmodulieren.

Das Aufmodulieren, das kann ich mir nicht vorstellen.

Auf diese Grundfrequenz, die vom Quarz erzeugt wird, kann man durch verschiedene Verfahren andere Frequenzen aufmodulieren und damit die Grundfrequenz verändern. Schauen Sie: Sie können unzählige Informationen über ein Kabel schicken.

Was das Phänomen der Information betrifft – hatten Sie auch da eine Art Schlüsselerlebnis?

Nicht direkt. Aber alle Erfahrungen, die ich machte, führten zu der Erkenntnis, dass die nichtmaterielle Energie entscheidend ist. Sprechen wir jetzt mal nicht von Information. Es geht darum, was die Wissenschaft bzw. der Duden als „Äther" beschreiben. Und so weit ist man ja inzwischen, dass man sagt: Ja, das gibt es, ja, das ist da. Aber dieses Immaterielle kann nicht ruhen, denn wenn etwas ruht, kann es keine Energie darstellen. Also muss es in Bewegung sein. Lebensenergie ist immer in Bewegung und in der Regel überwiegend rechtsdrehend, da linksdrehende Energie degenerativ wirkt.

Können wir den Begriff rechtsdrehend erklären?

Rechtsdrehend bedeutet, dass die „Informationsteilchen" – wohlgemerkt in Anführungszeichen – einen Rechtsspin haben. Die Energie läuft ja gezielt, sie läuft nicht wahllos. Das hat man beispielsweise bei der Kriegsführung erkannt, als noch mit Kanonen geschossen wurde. Wenn die Kanonenrohre keinen Drall hatten, flogen die Kugeln irgendwohin. Dann kam ein schlauer Kopf auf die Idee, die Kanonen so zu bauen, dass sich die Kugeln drehen, damit sie genau ins Ziel fliegen. Das ist ein Beispiel für die rechtsdrehende Energie. Wenn die Energie nicht rechtsdrehend wäre, würde sie einfach wahllos durch den Raum streuen.

Das Gleiche trifft auf die linksdrehende Energie zu. Die macht punktgenau Ihre Leber kaputt. Oder nehmen wir das Lichtspektrum. Da beginnt ja in der Mitte, in der grünen Phase, das rechtsdrehende Spektrum. Das heißt, es ist schon von der Natur vorgegeben, dass die rechtsdrehende Energie dominant ist. Viele Mediziner, die sich mit Pendeln oder Wünschelruten beschäftigen, bestätigen, dass dort, wo eine Krankheit ist, immer linksdrehende, also degenerative Energie ist. Das sind Schlüsselpositionen, wenn man mit Informationen oder mit rein energetischen Systemen arbeitet, und das ist der Hauptaspekt, weshalb sich das memon System so völlig von allen anderen unterscheidet – die Erkenntnis um diese Rechtspolarität und das gezielte Aufmodulieren von nichtmateriell erzeugten Frequenzmustern.

Haben wir wieder ein Beispiel, um den Begriff „nichtmateriell erzeugte Frequenzmuster" unseren Lesern nahe zu bringen?

Nehmen wir eine Tablette, die auf chemischer Basis hergestellt wird. Der Chemiker sagt: Die Chemie wirkt. Doch im Endeffekt wirkt die Frequenz, die die Tablette hat. Die ist aber so begrenzt, dass sie vielleicht nur eine Schwingung von 30 bis 40 000 Hertz hat. Und alle Aspekte, die darüber liegen und schwingen – darunter fallen auch alle seelisch-geistigen Aspekte – können nie damit erfasst werden. Deshalb sind in diesem Frequenzbereich lediglich Beruhigungs- oder Linderungsoptionen enthalten, niemals Heilung. Heilung bekommen wir nur, wenn wir ein homöopathisches Mittel in der C-Potenz (1:100 000) oder LM-Potenz nehmen, weil wir dann von Grund auf wieder die richtige Schwingung aufbauen – die Gesundungsschwingung. Das sind die Unterschiede zwischen Materie und Information.

Wie kam es zu dem Gedanken: Ich möchte ein Gerät bauen, das in der Lage ist, die pathogene Information zu löschen?

Ich war ja in unendlich vielen Privatwohnungen gewesen, in denen ich pathogene Störfelder ausfindig gemacht hatte. Und da wuchs natürlich das Bedürfnis, etwas zu entwickeln, das so stabil ist, dass man es wirklich mit tausendprozentiger Sicherheit anbieten kann. Ein System, das eine Verbesserung der Lebensqualität bewirkt. Etwas, was das Wasser, die Luft gleichermaßen anspricht und sämtliche Schadinformationen eliminiert. Das war die Intention. Parallel zu meiner Zusammenarbeit mit Paul Schmidt begann ich also mit meiner eigenen Forschung am memon System. Wobei seine Arbeit gewissermaßen auch Grundlage und Inspiration für die meine war. Seine Geräte waren ja noch technisch aufgebaut, und ich wusste immer, ich muss etwas entwickeln, was nicht mehr abhängig von der Technik ist. Ich habe zeitgleich ja auch viel mit Naturmaterialien experimentiert.

Sie haben dann sehr viele Testungen mit dem memonizer gemacht.

Ja, ich würde sagen Millionen. Und es kam immer wieder die gleiche Erkenntnis: Ja, es funktioniert. Und nicht nur beim Menschen, sondern auch beim Tier. Unser Prüfkriterium ist ja immer, dass alle Zellbewegungen wieder zu ihrer natürlichen Schwingung angeregt werden. Nur wenn das gegeben ist, ist es richtig. Nicht zu wenig, nicht zu viel, sondern richtig.

Also: Ähnliches wird mit Ähnlichem geheilt, wie in der Homöopathie.

Wir liegen mit dem memonizer natürlich besser, weil wir genau ausloten können, welche Frequenz wir brauchen. Die stimmt bei der Homöopathie natürlich auch – aber dort wird Ähnliches mit Ähnlichem geheilt. Bei uns wird Gleiches mit Gleichem geheilt. Es geht einfach um die tiefe Erkenntnis, dass alles über Resonanz läuft. Resonanz tritt aber nur auf, wenn ein Gegenpol da ist, sonst verpufft die Schwingung. Nehmen wir als Beispiel einfach die Radiosituation. Da tritt nur Resonanz ein, wenn ich die gleiche Frequenz im Radio einstelle. Stelle ich die nicht ein, läuft die Welle leer. Dann passiert nichts.

Haben wir noch weitere Beispiele für Resonanz?

Ja. Es gibt ja auch genügend wissenschaftliche Untersuchungen, dass unser menschlicher Organismus auf das Sonnenlicht angewiesen ist, sprich, auf das natürliche Farbspektrum von Violett bis Rot. Wenn wir Menschen in einen dunklen Raum einsperren, dann wird sich bei ihnen vieles verändern. Die Resonanz zu diesen Sonnenstrahlen wird verwehrt. Ein weiteres Beispiel für Resonanz ist die schon erwähnte Klaviersaite. Wenn der Klavierstimmer mit der Stimmgabel den Grundton 440 Hertz bzw. den Kammerton A anschlägt und die Saite bewegt sich nicht, dann stimmt sie nicht. Dann dreht der Klavierstimmer so lange an der Saite, bis die Spannung stimmt. Und dann schwingt sie mit. Das ist Resonanz. Eine Form von Resonanz ist auch das Echo.

Der Berg tritt in Resonanz mit der Stimme?

Ja, genau.

Können wir das Prinzip der Interferenz erklären, das ja eine entscheidende Rolle bei der Harmonisierung spielt?

Interferenz tritt schon auf, wenn ich eine Welle um einen winzigen Bruchteil verschiebe. Wenn die beiden Wellen nicht exakt übereinander gelagert sind. Es ist aber einfacher und besser, wenn wir die destruktive Interferenz, also die Phasenverschiebung um 180 Grad darstellen. Graphisch lässt sich der Vorgang am besten mit der Wellenform oder der mathematischen Sinuskurve ausdrücken. Wenn ich nun diese Sinuskurve um 180 Grad zur Seite verschiebe, dann fällt der Berg genau mit dem Tal zusammen. Die Wellen heben sich also gegenseitig auf. Dieses Prinzip der destruktiven Interferenz nutzt beispielsweise die Luftfahrt in der Pilotenkanzel schon sehr lange. Sonst würden die dort oben viel zu viele Geräusche haben und sich nicht richtig verständigen können.

Können wir erklären, wie das praktisch funktioniert?

Nehmen wir an, wir haben ein elektromagnetisches Störfeld – eine Wasserader, die eine bestimmte Spannung erzeugt. Jetzt kommen wir mit dem memonizer, lassen die Spannung wie sie ist und verändern nur die mitgeführte pathogene Information durch das Geschehen der destruktiven Interferenz. Wir erklären die Sache noch auf eine andere Weise. Angenommen, wir haben hier eine Wasserader und wir haben hier im Raum ein Ionenfeld, bestehend aus Plus- und Minus-Ionen, wie es überall auf der Welt existiert. Und das von Natur aus so angelegt ist, dass die Ionen immer vom obersten Punkt des Raumes zum Fußboden fließen. Der Strom nun wiederum fließt von Minus nach Plus. Da aber die Erde Minus ist, würde das von Haus aus nicht funktionieren. Doch wir haben eine pluspolare Schicht am Boden, damit die Ionen von oben zum Boden fließen können. Und dieser Fluss wird verhindert durch elektrostatische Aufladung, durch elektromagnetische Felder, durch Schadstoffe usw. Jetzt passiert Folgendes: Wir beaufschlagen den memonizer mit den unterschiedlichen Frequenzspektren auf der Informationsebene. Nicht auf der physikalischen materiellen Ebene, nur auf der Informationsebene. Das ist – wenn wir dann das Licht anschalten – wie eine Impfung. In diesem Augenblick bricht das alte Feld zusammen, und es beginnt wieder der natürliche Fluss der Ionen mit mindestens genauso vielen Minus-Ionen wie Plus-Ionen. Und allein durch den Umstand, dass die Ionen von der Decke bis zum Fußboden fließen können, tritt keine Pathogenität der Wasserader mehr hervor, weil diese Strahlung gegen den Ionenfluss nicht ankommt.

Wir sehen: Der Schlüssel ist der Ionenfluss. Nehmen wir mal als ganz einfaches Beispiel Kinder, die in Stockbetten schlafen. Da ist es sehr oft so, dass die Kinder im oberen Bett wunderbar schlafen, während die im unteren Bett große Probleme haben. Ursache ist der gestörte natürliche Ionenfluss. Der hat eine Schlüsselposition, die lebenswichtig ist. Und mit dieser lebenswichtigen natürlichen Ionisierung beschäftigt sich kein Mensch – außer memon.

Zurück zu Ihrer Biographie: Sie haben dann in der Schweiz gearbeitet.

Ja! In den Jahren 1987 bis ungefähr 1989 habe ich mit einem Schweizer Kollegen zusammengearbeitet. Wir haben für Schweizer Gemeinden per Rute Quellen erschlossen. Und zwar an Stellen, wo die Geologen behauptet hatten: Hier gäbe es kein Wasser. Wir haben aber dennoch Wasser gefunden, das haben die Bohrungen bestätigt. Wir haben damals für ca. fünfzehn Gemeinden gearbeitet und hatten nur eine Fehlbohrung. Die Arbeit am memonizer lief aber parallel dazu immer weiter.

Anschließend haben Sie mehrere Jahre mit Frau Dr. Kempe am Joanneum-Research zusammengearbeitet, das als Außenbüro des Boltzmann-Institutes eingerichtet war. Wenn ich richtig informiert bin, sind das Institute in Österreich, die in etwa mit unseren Max-Planck-Instituten vergleichbar sind.

1990 lernte ich Frau Dr. Kempe kennen, die in der Abteilung für Forschung in Biosensorik am Grazer Joanneum-Research arbeitete. Biosensorik umreißt alle feinstofflichen Energien, die mit herkömmlichen Messgeräten nicht feststellbar sind. Zu dieser Zeit brachte die Firma von Paul Schmidt ein neues Bioresonanzgerät auf den Markt, und dieses Gerät sollte dort von Frau Dr. Kempe getestet werden. So kam ich an das Institut – und hatte schon meine ersten memonizer im Gepäck. Es liefen also parallel an diesem Institut Messungen am memonizer.

Gab es auch Blindversuche?

Selbstverständlich! Frau Dr. Kempe arbeitete auf streng wissenschaftlicher Grundlage. Die Blindversuche waren wichtig.

Und wie viele Testungen wurden am Institut gemacht?

Ich denke, Hunderte.

Und das Ergebnis?

Hundertprozentig! Es wurde dann auch ein Gutachten vom Johanneum Research erstellt, das sehr positiv war. Durch Frau Dr. Kempe bekam ich Kontakt zu Herrn Dr. Keppel, der für den Obst- und Weinanbau in der gesamten Steiermark zuständig war. Er wandte sich an mich, weil er durch das memon System sehr gute Ergebnisse in der Landwirtschaft erzielt hatte. Es wurden dann sehr viele Versuche in diesem Bereich gemacht. Zum Beispiel der Erdbeerversuch, der auch in größerem Stil publiziert worden ist. Es ging um die Verhütung von Schimmelpilz – um die Wiederherstellung eines natürlichen Milieus, in der sich Schädliches gar nicht erst entwickeln kann.

Wenn ich Sie recht verstehe, waren das richtige Feldversuche.

Ja! Das waren große landwirtschaftliche Projekte, die auch viele wichtige Erkenntnisse für die Weiterentwicklung des Systems brachten.
Es lief ja auch alles unter streng wissenschaftlicher Kontrolle ab. Die Arbeit in der Landwirtschaft setzte sich weiter fort, und zwar diesmal in der Tierzucht. Durch den Hersteller einer großen Futtermittelfirma und durch einen Diplombiologen konnte ich sehr viele Versuche im Futter- und Stallbereich machen. Das war dann wieder in Deutschland.

Die Messungen im Tierstallbereich waren besonders eindrucksvoll. Wir bauten in ungefähr hundertfünfzig Stallungen für Schweine oder Kühe den memonizer ein und stellten dann fest, dass die Tiere durch die „Bank“ eine bessere Gewichtszunahme hatten. Besonders eindrucksvoll war das bei den Schweinen, die ja täglich bis zu siebenhundert Gramm zunehmen müssen.

Nehmen wir einen großen Zuchtschweinestall. Reicht da ein memonizer?

Wir schließen immer zwei an – einen für die Verbesserung der Innenraumluft und gegen die Elektrosmogbelastung und einen für die Harmonisierung des Wassers. Denn in einem Stall werden ja große Mengen Wasser gebraucht. Bemerkenswert war auch, dass diese schrecklichen Ammoniakausdünstungen in den Schweineställen stark zurückgingen, weil der Ionenfluss wieder funktionierte. Damit gab es auch weniger Fliegen.

Abschließend möchte ich sagen, dass die Tierversuche für mich mit die wichtigsten Bestätigungen waren, für die hundertprozentige Funktionsweise des Systems. Denn das ist natürlich ein Bereich, wo man nicht von Placebo sprechen kann. Und was beim Tier klappt, klappt auch beim Menschen. Das ist erwiesen.

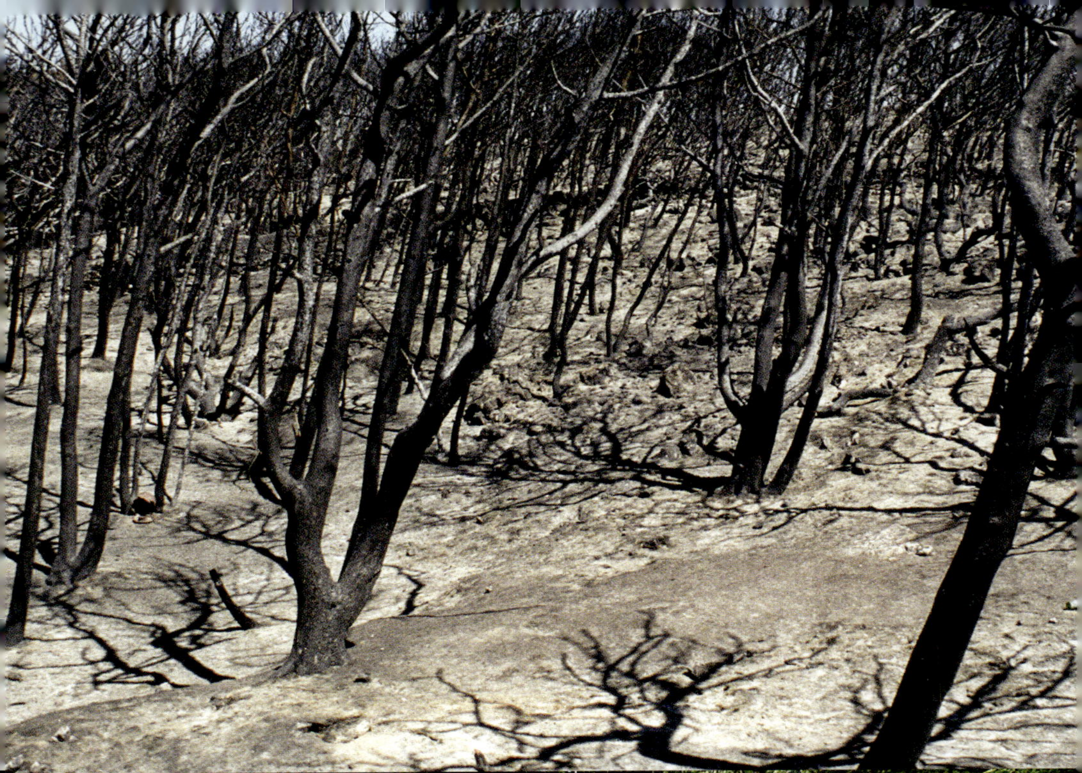
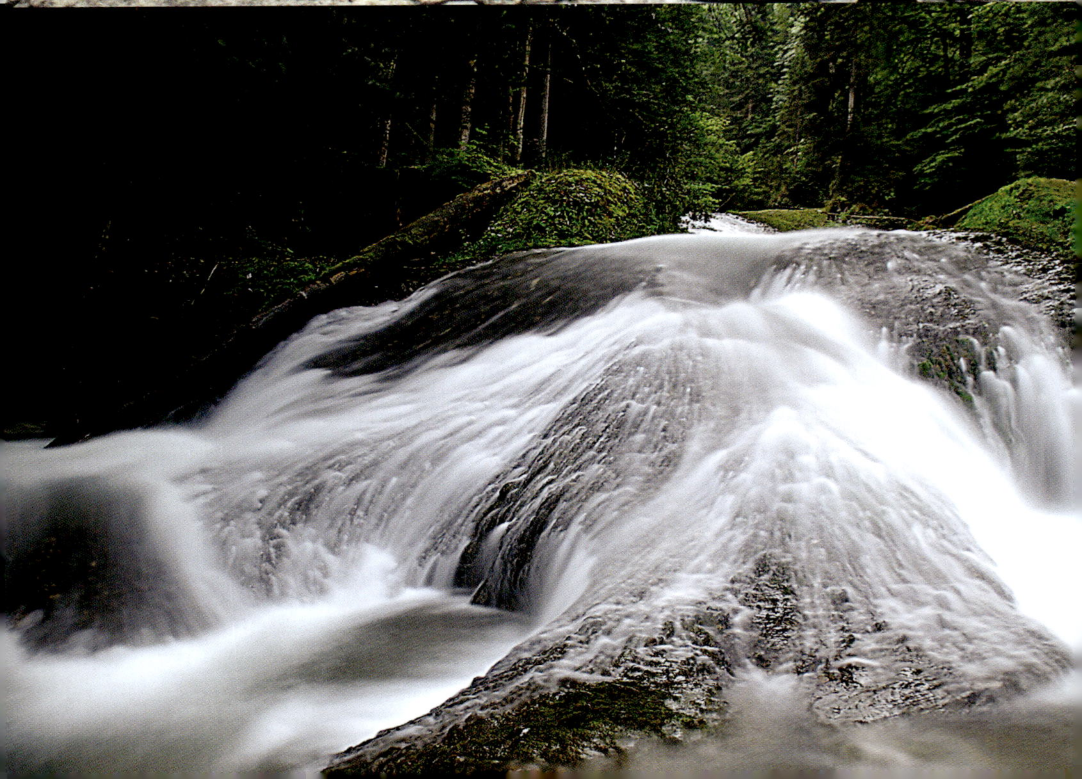

Die memon Technologie im Einsatz

In den folgenden Kapiteln möchte ich sämtliche Gefahrenquellen aufzeigen, die durch den Einsatz der memon Technologie entschärft bzw. in ihrer pathogenen Auswirkung eliminiert werden. Wie wir im Gespräch mit Winfried M. Dochow erfahren konnten, waren es zunächst die natürlichen Reizzonen und ihre krankmachende Information, die den Anstoß zu seiner Forschungsarbeit gaben. Doch die stabil funktionierenden memonizer können mehr: Sie beseitigen sämtliche schädlichen Nebenwirkungen technisch induzierter elektromagnetischer Störfelder. Dies ist angesichts des immensen Wachstums der Hightech-Industrie von unschätzbarer Bedeutung, wobei das Paradox gerade darin besteht, dass sich diese Industrie nicht klarmacht, wie viele Käuferschichten sie durch ein Ableugnen der Realität verliert.

Denn gerade was Handys betrifft, grenzt die sorglose Nutzung, vor allem vonseiten der Kinder, an sträflichen Leichtsinn: Immer noch fehlen Langzeitstudien, die unsere von der Politik abgesegneten und viel zu hoch angesetzten Grenzwerte ein für alle Mal für null und nichtig erklären. Umso notwendiger erscheint ein sinnvoller und präventiver Umgang damit, weshalb memon den leicht zu handhabenden memonizer mobile entwickelte. Im Klartext heißt das: Eine vorausschauende und präventiv arbeitende

Technologie erschließt der Hightech-Industrie gerade jene Käuferschichten, die zuvor die Nutzung des Mobilfunks aus den oben genannten Gründen komplett verweigerten – einerseits aufgrund der subjektiv erlebten gesundheitlichen Beeinträchtigung, andererseits, weil sie den Zynismus nicht erträgt, mit dem die eindeutige Botschaft unabhängiger Studien abgeleugnet wird. Fakt ist: Handy-Smog ist gefährlich, vor allem für jene, die sich nicht selbst schützen können, unsere Kinder.

Eine der Hauptschwierigkeiten im Zusammenhang mit schädigender Strahlung besteht darin, zu erklären, dass es in der Regel nicht um die materielle Komponente, die Feldstärke geht. In diesem Zusammenhang möchte ich erwähnen, dass man gerade in Russland bzw. der ehemaligen Sowjetunion, was diesen Forschungsaspekt betrifft, längst weiter ist als wir. Dies mag für uns, die wir Westeuropa für den Nabel der Welt halten, verblüffend klingen. Doch sollten wir angesichts einer 30 Jahre währenden Langzeitstudie unserer östlichen Nachbarn unsere Vorurteile ein für alle Mal revidieren.

In zweihundertzweiunddreißig wissenschaftlichen Arbeiten wiesen namhafte russische Forscher nach, dass krankheitsverursachende Prozesse, ausgelöst durch elektromagnetische Felder, weit unterhalb der international festgelegten Grenzwerte stattfinden.

Durchgeführt wurde die Studie an Berufstätigen und Tieren im Bereich von hochfrequenten Generatoren. Über viele Jahre hinweg beobachteten die Wissenschaftler das Verhalten und die Befindlichkeit der Betroffenen und erhielten erschreckende Ergebnisse: Die gesundheitlichen Beeinträchtigungen reichten von mangelnder Anpassung der Augen an den Licht-Dunkel-Wechsel über Schilddrüsenüberfunktion, Tremor, Störungen im Nebennierenrinden-System, herabgesetzter Potenz, Störungen des weiblichen Zyklus bis hin zu einer Verminderung der sogenannten „Fresszellen“. In ihrem Resümee weisen die russischen Forscher darauf hin, dass es für jede im Organismus ablaufende Funktion eine Resonanzfrequenz mit elektromagnetischen Feldern gebe.

Übereinstimmend berichteten die Forscher, dass elektromagnetische Felder in zellbiologische Prozesse eingreifen, egal wie schwach sie sind.

Denn ausschlaggebend für die krankmachende Wirkung ist nicht die Intensität der elektromagnetischen Strahlung (Feldstärke), sondern allein ihr zellbiologischer Informationsgehalt. Aufgrund dieser Tatsache ist die menschliche Zelle in der Lage, jedes elektromagnetische Signal als Steuersignal zu begreifen. Mit anderen Worten: Grenzwerte, die sich nur auf die thermische, das heißt die erwärmende Wirkung beziehen, sind im Rahmen dieser Erkenntnisse nicht wirklich ausschlaggebend – das Zünglein an der Waage ist eben genau jene Informationsqualität, von der soeben gesprochen wurde.

Umso notwendiger erscheint die Entwicklung einer kompensierenden Technologie, die die Mängel im Präventivsystem behebt. Damit komme ich wieder auf die Harmonisierung und Informationsumwandlung durch den Einsatz der memon Geräte zurück: Gerade im Büro und Auto, beides Orte, die durch eine starke Intensität elektromagnetischer Luftverschmutzung gekennzeichnet sind, hat sich das Mittel der Gegenschwingung als sinnvoll und notwendig erwiesen. Feinstaub, ein lange vernachlässigtes Problemfeld, ist ebenfalls eine Gefahrenquelle für unsere Gesundheit; hier sorgt memon für eine Wiederherstellung des natürlichen Ionenflusses und damit für eine staubfreiere und sauerstoffreichere

Luft. Und nicht zuletzt möchte ich dem Wasser ein Kapitel widmen:

Als unser wichtigstes Lebensmittel wird es durch den memonizer in seiner ursprünglichen und lebendigen Schwingungsenergie wiederhergestellt und renaturiert.

Dies ist umso wichtiger, als das Wasser unser „sensibelstes" Element ist, denn als Informationsträger, der in der Lage ist, jeden Schadstoff aufzunehmen und weiterzuleiten, scheint es geradezu prädestiniert für eine transformierende Behandlung durch den memonizer. Beginnen möchte ich aber mit einem Kapitel, das von offizieller Seite gerne geleugnet wird, von der breiten Bevölkerung als Problemfeld jedoch längst erkannt worden ist: die Auswirkung geologischer Störfelder, die damit verbundene krankmachende Information und die Eliminierung dieser Information mittels Gegenschwingung.

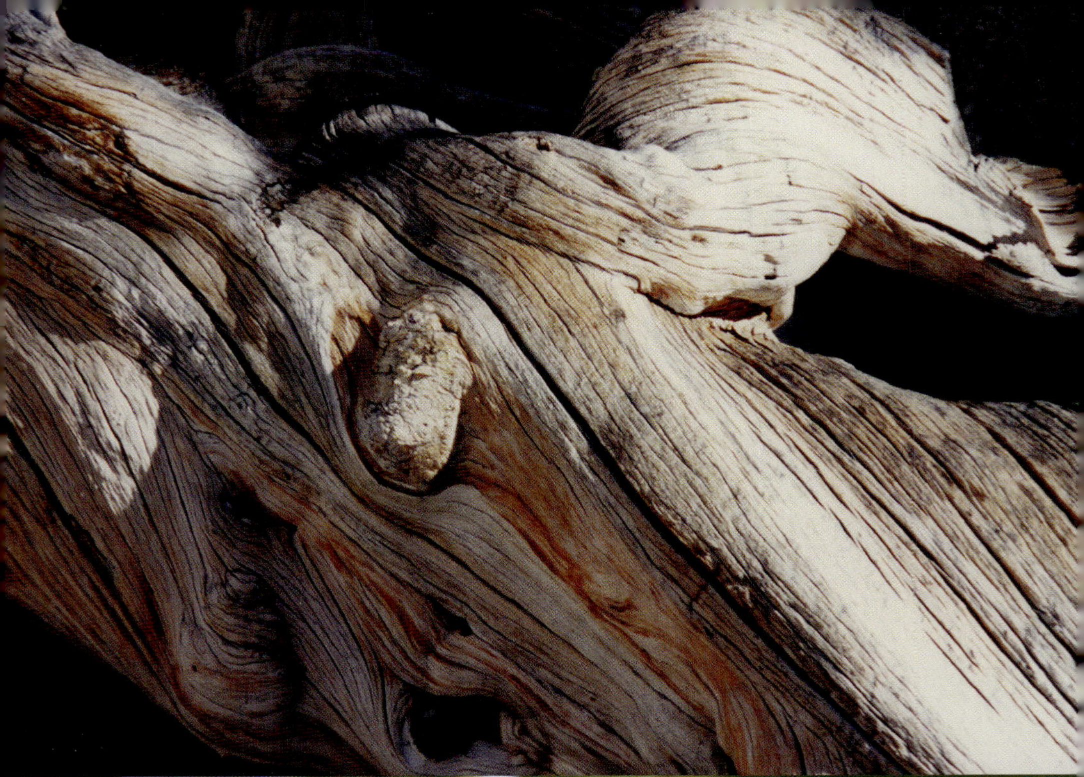
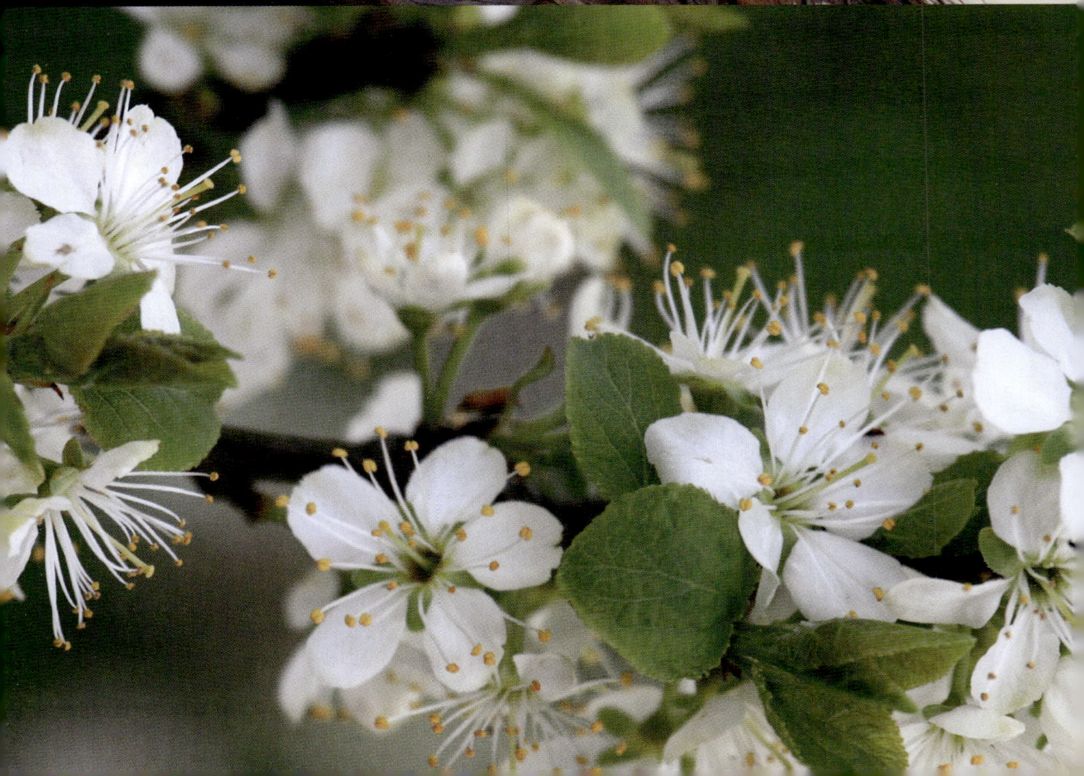

Natürliche Störfelder

„Wenn einige hunderttausend exakte Messungen mit den verschiedensten physikalischen Apparaturen und Methoden einwandfrei ergeben haben, dass eine direkte Beziehung zwischen terrestrischen Noxen und geopathischen Punkten und Krebs besteht, so kann man diese Tatsache nicht einfach mit einem überlegenen Lächeln abtun – weil nicht sein kann, was nicht sein darf. … Keine ernsthafte Kritik kann es sich leisten, die Beweise für die Existenz von pathogenen Einflüssen aus der Erde zu ignorieren."

Dr. P. G. Seeger, ehemaliger Leiter der Krebsforschung am Charitéhospital

Eine von der orthodoxen Naturwissenschaft oft verleugnete Gefahrenquelle für unsere Gesundheit sind die terrestrischen Reizzonen. Denn was mit herkömmlichen Instrumenten noch nicht gemessen werden kann, existiert einfach nicht – so lautet die Botschaft der Geophysiker, die den gesamten Bereich der Geomantie gern als esoterischen Humbug abtut. Empirische Werte scheinen in dieser Zunft nichts zu gelten – weder die verblüffenden Heilerfolge bei chronischen Beschwerden noch die unzähligen Erfahrungsberichte kundiger Rutengänger, die den Zusammenhang von Ort und Erkrankung oft binnen weniger Minuten ausmachen können. Fakt ist, dass Betroffene häufig in erstaunlich kurzer Zeit gesunden, wenn einmal die Wurzel des

Übels entdeckt, der Schlafplatz verändert oder die krankmachende Information mittels Gegenschwingung gelöscht wurde.

Zur Disziplin der Radiästhesie möchte ich noch Folgendes sagen: Ein großes Problem ist sicher das Fehlen eines gemeinsamen Nenners bei der Ortung eines tellurisch oder technisch induzierten Störfeldes. Wie bereits Winfried M. Dochow in seinem Gespräch mit mir bemerkte, gehorchen viele Rutengänger allein ihrer Empfindung, ohne geistig in Resonanz mit dem zu treten, was sie umgibt.

Dochow selbst fand eine Formel, mittels derer Rutengänger in die Lage versetzt werden, ihr Ego auszuschalten, sprich, von ihren persönlichen Erwartungen abzusehen.

Die unbewusste Antizipation eines geopathogenen Feldes führt nämlich zu vielen falschen Mutungen, und deshalb ist es unerlässlich, die Disziplin der Radiästhesie zu schulen. So wie ein Psychoanalytiker in unzähligen Supervisionen immer wieder die eigene Projektion oder Gegenübertragung überprüfen muss, muss der Radiästhet immer wieder klarstellen, dass das Muten über einen überpersönlichen Resonanzvorgang verläuft. Nur so kommen alle Rutengänger zu einem gemeinsamen Ergebnis, das stichhaltig ist und einer Überprüfung standhält.

Ehe ich mich nun mit der Reharmonisierung pathogener Störfelder befasse, möchte ich in einem kurzen Überblick die verschiedenen Varianten solcher tellurischer- oder Erdstrahlen vorstellen.

Unter „geopathogenen Störfeldern“ versteht man natürliche, überall auf der Erde vorkommende Reizzonen, die den Organismus schwächen und im schlimmsten Fall chronische Erkrankungen auslösen. Solche Störfelder oder Erdstrahlen bilden sich über Wasseradern, Verwerfungen im Gestein oder über spezifischen Stellen des „Globalgitters“, einem Netz von natürlichen magnetischen Feldlinien, die in den Fünfzigerjahren von Dr. Ernst Hartmann entdeckt worden waren. Dieser Pionier auf dem Gebiet der Radiästhesie war es, der erstmals den Begriff der „Geopathie“ einführte und den Zusammenhang zwischen Wohnort und Erkrankung offen legte. Sein 1954 veröffentlichtes Buch „Krankheit als Standortproblem“, in dem er zahlreiche geophysikalische Versuche beschrieb, hat bis heute nichts von seiner Gültigkeit verloren. So sind insbesondere an den Kreuzungen der nach ihm bezeichneten Hartmann-Gitter mit Wasseradern gesundheitliche Beeinträchtigungen kaum zu vermeiden. Alternativmediziner fordern deshalb mit Recht, dass tellurische Störfaktoren prinzipiell in die diagnostischen und therapeutischen Erwägungen bei Krankheiten einbezogen werden sollen:

„Unseres Erachtens ist die Beurteilung einer chronischen Erkrankung ohne Ausschluss von geopathischen Faktoren nicht mehr möglich."

Besonders strahlenintensiv sind die Zonen, die über sogenannten Verwerfungen oder tektonischen Brüchen liegen. Hierbei handelt es sich um Spalten, Hohlräume oder übereinander geschichtete Gesteinsplatten, die durch Verschiebungen im Inneren der Erde entstanden sind. Die durch das Übereinanderlagern verschiedener Erzschichten entstandene radioaktive Strahlung ist erheblich und gefährdet vor allem die Gesundheit derjenigen, die jahrelang ahnungslos über so einer geopathogenen Störzone schlafen. Bei Wasseradern hingegen kommt es unter der Erde zu einer gewaltigen mechanischen Reibung, denn das Wasser fließt unter großem Druck durch das Gestein. Dieser Reibungswiderstand erzeugt Elektrizität bzw. ein schwaches elektrisches Feld, das ab einer bestimmten Fließgeschwindigkeit Veränderungen im Erdmagnetfeld bewirkt. Radiästheten sprechen von einer „Verzerrung" des natürlichen Erdmagnetfeldes, die sie mittels einer Wünschelrute aufspüren bzw. muten können. Der russische Hydrologe Gerasim Bogomolov ist überzeugt von der Wünschelrute als feinstem Messinstrument:

„Wir wissen, dass elektromagnetische Phänomene auftreten können, wenn unterirdisches Wasser Felsen durchdringt.

Wenn das Wasser um die Felssubstanz fließt, vollführen die Wasserteilchen komplexe Schwingungsbewegungen. Selbst hier können elektromagnetische Wellen auftreten. Ihre Länge hängt von der Fließgeschwindigkeit des unterirdischen Stromes ab. Der Organismus des Menschen ist bekanntlich noch empfindlicher als manche physikalischen Instrumente. Man kann sich leicht einen Menschen vorstellen, der eine Wünschelrute aus Draht – einen sogenannten geschlossenen Schwingungskreis – in seinen Händen hält, die genau auf den Schwingungsbereich von unterirdischem Wasser abgestimmt ist. Der menschliche Organismus wird einfach zum Signalverstärker."

Bestätigt wird diese Aussage durch Dr. Naomi Kempe, lange Zeit Leiterin der Forschungsstelle für Biosensorik der Ludwig-Boltzmann-Gesellschaft. Sie erstellte im Auftrag des österreichischen Wissenschaftsministeriums eine radiästhetische Studie, in der es heißt: „Das Erdmagnetfeld beträgt im Allgemeinen um die 47 Mikro-Tesla, also Millionstel Tesla (Tesla = Maßeinheit für elektromagnetische Felder). Die Veränderungen, die wir über Wasseradern gemessen haben, liegen aber im Bereich von nur einem bis 1,5 Nano-Tesla, also im Milliardstel Tesla-Bereich. Offensichtlich können wir sie mit der Wünschelrute wahrnehmen."

Forschungsergebnisse

Die Erfahrungen und Forschungsergebnisse namhafter Mediziner sprechen eine deutliche Sprache, wenn es um den Einfluss terrestrischer Störgebiete auf den Organismus geht. So bewirken Erdstrahlen, wie Dr. Karl Konrad Windstosser in seinem Buch „Praxis der ganzheitlichen Krebstherapie“ ausführlich darlegt, eine krankmachende Veränderung des Blutes, ähnlich der der Handystrahlung.

Die Störzonen verursachen eine Deformierung des erdmagnetischen Kraftfeldes, was sich wiederum auf die magnetische Polarität des menschlichen Organismus auswirkt.

Die aber ist „... Voraussetzung für das Funktionieren der Abwehr- und Repairfunktion", so Dr. Windstosser. Er warnt u. a. vor eisernen Bettrosten und Sprungfedermatratzen, weil diese das Magnetfeld ebenfalls deformieren. Ferner heißt es „... dass jeder Krebskranke und Krebsgefährdete und selbstverständlich auch an therapieresistenten Leiden Erkrankte sofort und für immer und möglichst noch vor Beginn jeder Therapie aus den Störfeldern am Schlaf-, Wohn- und Arbeitsplatz herausgenommen werden müssen. Andernfalls bleibt er bis in seine molekulare Struktur und Funktion hinein krank und kann infolge seiner Reaktionsstarre auf noch so gut gewählte Maßnahmen nicht oder nur ungenügend ansprechen.“
Eine der plakativsten und einleuchtendsten Erklärungen für die krankmachende Wirkung tellurischer Störzonen liefert der Baubiologe Silvio Hellemann, der sich in seinem Buch „Die Geheimnisse erholsamen Schlafs und langen Lebens“ auf höchst kurzweilige Weise mit dem Phänomen belasteter Schlafplätze auseinandersetzt: „Die Schulmedizin weiß seit langem, dass der menschliche Körper Eisen enthält und mittlerweile auch, dass die

Nerven ihre Informationen mit Lichtgeschwindigkeit elektrisch gepulst weiterleiten. Jeder, der einmal den Versuch mit den Eisenspänen und dem Magneten gesehen hat, weiß, dass die entstandenen Feldausrichtungen durch die magnetische Kraft bewirkt wurden. Und jetzt kommt die Preisfrage: In unserem Körper befindet sich eine Eisenmenge, die in etwa zwölf bis fünfzehn Nägeln entspricht. Und ausgerechnet die soll auf elektromagnetische Felder nicht reagieren? Tut sie eben doch."

Und zu guter Letzt: Eine der wohl genauesten Untersuchungen über den Einfluss geopathogener Zonen wurde in jahrzehntelanger wissenschaftlicher Arbeit von dem Wiener Architekten und Diplomingenieur Paul Artmann durchgeführt. Das große Verdienst dieses Mannes war es, Wissenschaftler von internationalem Rang der verschiedensten Disziplinen zu einer Forschungsgemeinschaft zu vereinen. Darunter waren Universitätsprofessoren der Medizin, Physik, Chemie, Technik und Baubiologie.

Es würde im Rahmen dieses Buches zu weit führen und wäre für Laien auch nur schwer verständlich, die Untersuchungsmethoden und deren Ergebnisse mit ihren zahlreichen Fachausdrücken im Einzelnen aufzuzählen. Herausgekommen ist dabei jedenfalls das Standardwerk „Risikofaktor Standort – Wissenschaftliche Untersuchung zum Problem der Standorteinflüsse auf den Menschen" (Facultas Universitätsverlag Wien). Erstellt wurden mehr als 500 000 Messdaten, gemessen an 985 Versuchspersonen in 6 943 Untersuchungen. Die Probanden wurden auf Stellen mit Erdstrahlung platziert und zahlreichen medizinischen Tests unterzogen. Die meisten Tests zeigten, oft schon nach wenigen Minuten, signifikante negative Wirkungen auf den menschlichen Körper.
Das Ergebnis kurz zusammengefasst:

Geopathogene Zonen sind eindeutig ein gesundheitlicher Risikofaktor. Besonders nachteilig wirken sich diese Zonen

auf Menschen aus, die durch Krankheit, Stress, falsche Ernährung, ungesunde Lebensweise usw. bereits belastet sind.

Die Autoren empfehlen dringend, dieses Risiko zu beseitigen. Bemerkenswert auch, dass im Rahmen dieser Forschungsarbeit festgestellt wurde, dass der Pflanzenwuchs durch Störzonen negativ beeinflusst und dass auch die Struktur des Wassers durch geopathogene Zonen verändert wird.

Symptomatik

Tatsächlich sind Pflanzen und Tiere die deutlichsten Indikatoren für geopathogene Reizzonen. Während sich beim Menschen die Beschwerden, die durch terrestrische Strahlen verursacht werden, zunächst eher diffus bemerkbar machen (Schlaflosigkeit, Reizbarkeit, hochgradige Nervosität, Herzrasen, diffuse Schmerzen etc.) zeigen die Vertreter aus Flora und Fauna ein klares Symptomprofil gegenüber schädlichen Erdstrahlen. So reagieren die meisten Pflanzen, die der linksdrehenden Strahlung aus der Erde ausgesetzt sind, mit Drehwüchsigkeit, Verkümmerung, sogenanntem Fluchtwuchs, zu früher Gabelung und mit Krebsknoten. Wie auch im Tierreich nennt man solche Pflanzen „Strahlenflüchter“, denn sie zeigen eine sichtbare Symptomatik, wenn sie auf pathogenen Reizzonen wachsen. Doch Ausnahmen bestätigen die Regel: Wie auch in der Fauna gibt es im Pflanzenreich ausgesprochene Liebhaber solcher Reiz- und Störzonen. Dazu zählt beispielsweise die Mistel, die mit Vorliebe an Bäumen über linkszirkular polarisierter Strahlung entlang wächst; tatsächlich wird die Mistel heute in der Naturmedizin als Mittel gegen Krebs eingesetzt. Im Tierreich reagieren die meisten Arten mit Unbehagen auf terrestrische Störzonen; sie meiden sogenannte schlechte Plätze, und sind sie dennoch ge-

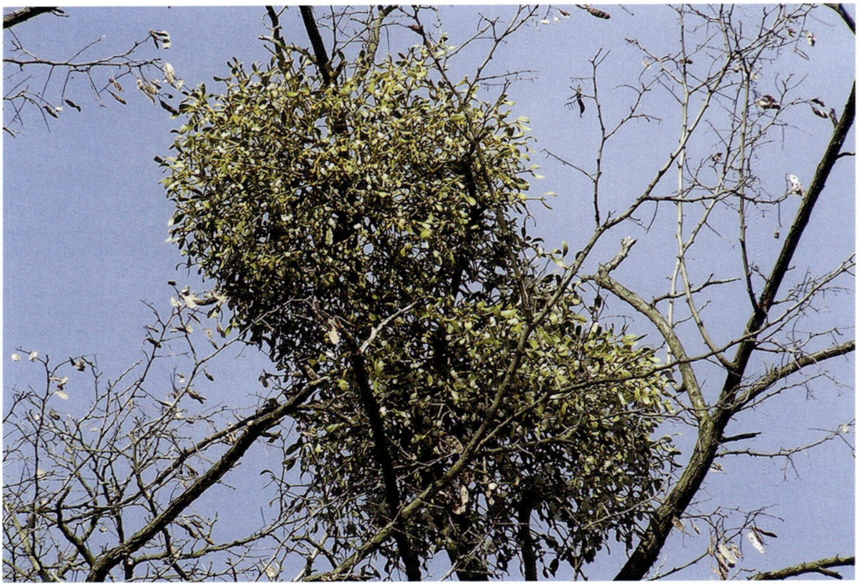

zwungen – zum Beispiel im Stall – dort zu verweilen, sind Erkrankungen die Folge. Ausnahmen bilden Bienen, Ameisen und Katzen – als „Strahlensucher" halten sie sich mit Vorliebe auf linkspolar gerichteten Plätzen auf. So tut gut daran, wer ein Haus kauft oder baut, den Ort zuerst auf das Vorkommen von Ameisenhaufen zu untersuchen. Wer hingegen gewollt oder ungewollt einer Taube Unterschlupf gewährt, kann sicher sein, dass er sich an einem für den Menschen geeigneten Ort aufhält. Und auch der Storch auf dem Dach, der früher das Gedeihen einer großen Kinderschar verhieß, ist in der Wurzel lediglich ein Garant für die absolute Rechtspolarität eines Ortes.

Wie sieht es aber beim Menschen aus? Welche Symptome zeigen sich, wenn jemand dauerhaft über einer geopathogenen Störzone lebt?

„Ich habe seit zwei Jahren nicht mehr ruhig in meinem Bett schlafen kön-

nen. Jede Nacht bin ich gegen ein Uhr mit heftigen Schweißausbrüchen und Herzrasen wach geworden. Ich habe dann fluchtartig das Schlafzimmer verlassen und mir im Gästezimmer einen anderen Schlafplatz gesucht.
In den vergangenen Jahren bin ich wegen Schwächeanfällen dreimal mit dem Notarzt ins Krankenhaus gebracht worden. Bei der Untersuchung wurden jedoch keine organischen Schäden festgestellt.
Bei einem Vortrag über Umweltprobleme wurde uns eine kostenlose Überprüfung unserer Wohnung auf Wasseradern und Elektrosmog angeboten. Bei diesem Test stellte sich heraus, dass im Schlafzimmer eine Wasseraderkreuzung vorhanden war, ebenso ein starker Elektrosmog. Daraufhin habe ich mir einen memonizer combi einbauen lassen.
Nach fünf Tagen konnte ich endlich wieder bestens in meinem Bett schlafen – ganz ohne Beschwerden. Es geht mir jetzt gesundheitlich wieder gut. Ich konnte es gar nicht glauben, dass dieses kleine Gerät solch eine umwerfende Wirkung hat.“

Inge K., Amberg

Schlaflosigkeit – das ist in den meisten Fällen das erste Symptom, das in einer Art Kettenreaktion weitere Krankheitssymptome hervorruft. Denn:

„Jede Krankheit beginnt mit einer Erschöpfung der Lebensenergie“,

so der australische Kinesiologe Dr. John Diamond. In zahlreichen Versuchsreihen konnte nachgewiesen werden, dass die Regulation der Schlaf-Wach-Phasen durch terrestrische oder technisch induzierte elektromagnetische Felder empfindlich gestört wird. Es stellte sich ferner heraus, dass die wichtige Tiefschlafphase durch gepulste Strahlung deutlich verringert wird. Vor allem in diesen Tiefschlafphasen wird aber das Hormon Melatonin produziert, das für die Neutralisation freier Radikaler und die Stärkung der

Immunabwehr unerlässlich ist. Tageslicht hemmt die Melatoninproduktion in der Zirbeldrüse; das Gleiche trifft auf natürliche und technisch induzierte elektromagnetische Wellen zu.

Bei Frauen mit Brustkrebs und bei Männern mit Hodenkrebs wurden jeweils sehr niedrige Melatoninkonzentrationen gemessen, was den Umkehrschluss zulässt, dass Melatonin eine hohe Schutzwirkung vor Krebs hat.

Bei Dauerschlafmangel und zu niedriger Melatoninausschüttung kann es also im schlimmsten Fall zu Krebs kommen. Bestätigt wird diese Ansicht durch den österreichischen Erdstrahlenforscher Dr. Alois Felder: „Eine neue Dimension in der Krebsforschung stellt ein neuartiges Verständnis dar: Krebs als Erregerkrankheit. Der Erreger wird erst durch die Erdstrahleneinwirkung befähigt, seine Krebs erzeugende Tätigkeit zu entfalten. Die Lebensbedingungen des Erregers werden von diesen Erdstrahlen beeinflusst. Das Meiden solcher Zonen lässt den Erreger gar nicht erst wirksam werden. Das Ausheilen der Krankheit im Vorstadium ist möglich durch Verlegung der Schlafstelle auf einen strahlungsfreien Ort."

Auch Unfruchtbarkeit kann eine mögliche Folge der ständigen Irritation durch geopathische Felder sein. So stellte die Gynäkologin Ulrike Banis fest, dass es einen Zusammenhang zwischen unerfülltem Kinderwunsch, Fehlgeburten und Erdstrahlen gibt. In vielen Fällen führte bereits eine simple Umstellung der Betten zu einer Besserung: „Die Beobachtung der von mir erfassten Einzelfälle legt die Vermutung nahe, dass geopathische Störzonen einen erheblichen Einfluss auf die Fertilität haben."

Entstörung durch Gegenschwingung

„Seit längerer Zeit spüre ich beim Zubettgehen ein unangenehmes Kribbeln und Krämpfe. Die Ärzte konnten diese Beschwerden nicht beseitigen. Durch Herrn Dochow bin ich darauf aufmerksam gemacht worden, dass diese Probleme eventuell mit geopathogenen Störzonen zu tun haben könnten. Er installierte daraufhin einen memonizer combi in meiner Wohnung.
Sofort konnte man eine Verbesserung des Raumklimas spüren. Die Luft erschien frischer, so als ob eben gelüftet worden wäre. Die große Überraschung kam aber erst; denn ab der nächsten Nacht waren die Krämpfe und das Hitzegefühl in den Beinen wie weggeblasen, sie sind auch bis heute nie wieder aufgetreten.
Ich kann mir die Wirkung der memonizer zwar nicht erklären, aber mit großer Zufriedenheit bestätigen."

Ilona H.

Tatsächlich greift der memonizer auch bei geopathogenen Störfeldern, indem via destruktiver Interferenz die krankmachende Schwingung gelöscht wird. Um Missverständnissen vorzubeugen: Die Wasserader oder Erdverwerfung bleibt bei dieser Technologie natürlich vorhanden, zumindest was ihre „grobstoffliche Präsenz" betrifft. Das von Dochow entwickelte System ist jedoch in der Lage, die Schadinformationswellen, die z. B. von einer Wasserader ausgehen, durch den Vorgang der destruktiven Interferenz vollständig zu eliminieren und damit das gesamte Raumklima nachhaltig zu entstören.
Insbesondere bei Wasseradern ist eine Reharmonisierung von unschätzbarem Wert, da sie als gute Leiter den durch Funkwellen entstandenen Elektrosmog potenzieren können.

Noch einmal möchte ich den Baubiologen Silvio Hellemann zu Wort kommen lassen, da er so manches Entstörgerät, das auf dem

Markt ist, auf seine Tauglichkeit hin überprüft hat. Sein Fazit: „Teilweise wirken sie so schwach, dass ich und andere fast nichts von der versprochenen Wirkung spürten …

Dazu kommt noch, dass viele dieser Helfer in ihrer Wirkung irgendwann ‚umkippen', also zuvor aufgenommene Strahlung großräumig wieder abgeben können.

Da Entstörgeräte kaum jemals überprüft werden, weiß man also niemals, ob und ab wann sie gefährlich werden. Völlig überrascht war ich deshalb, als ich bei einer Messe auf die Produkte der Firma memon Umwelttechnologie traf (…). Also entschied ich mich, die memonizer auf Herz und Nieren zu prüfen. Ich beschloss, einige Testreihen unter spezieller Berücksichtigung der Wirkung hinsichtlich einer Reduzierung von Erdstrahlen- und Elektrosmogbelastungen durchzuführen. Alle Untersuchungen lieferten ausnahmslos sehr gute Ergebnisse. Die Luft wurde dank der gleichzeitig mitverschobenen Polarisationsebene im gesamten Zweifamilienhaus frischer … Die Staubkonzentration in der Luft nahm stark ab, ich konnte leichter atmen, ja, ich gewann sogar den Eindruck, der Klang meiner Stereoanlage verbessere sich. Doch wesentlich war für mich, dass ich durch die komplette Löschung der Elektrosmogbelastung im gesamten Haus ‚wie ein Murmeltier' gut und tief schlafen konnte.

Überzeugt hat mich auch die bleibende und nachhaltige Wirkung der memonizer. Bis zum heutigen Tag ist keine Leistungsminderung festzustellen. Zusätzlich zu meinen subjektiven Eindrücken holte ich mir Rückmeldungen von anderen Hausbewohnern. Bei ihnen habe ich mir erlaubt, bioenergetische Tests durchzuführen. Diese verliefen ebenfalls positiv und bestätigen den guten Gesamteindruck, zu dem viele Kollegen auch gekommen sind."

Dass Erdstrahlen tatsächlich eine stark irritierende Wirkung auf Tiere haben, die durch den memonizer Einbau vollständig beseitigt wird, beweist der folgende Brief:

„Als mein Mann und ich den memonizer combi bei meinen Eltern eingebaut hatten, erlebten wir Erstaunliches: In der Küche befindet sich ein gemauerter Bogen. Meine Eltern haben schon mehrmals vergeblich versucht, ihren Hund mit Leckerlis hindurch zu locken. Da meine Mutter mit der Rute umgehen kann, hat sie herausgefunden, dass sich genau unter dem Bogen eine pathogene ***Wasseraderkreuzung*** *befindet. Das war also die Erklärung dafür, dass alle unsere Hunde nie über diese Stelle laufen wollten. Hunde sind Strahlenflüchter und weichen Erdstrahlen aus, wenn sie können.*

Als wir etwa zwanzig Minuten nach dem memonizer combi Einbau in die Küche gingen, kam uns der Hund schwanzwedelnd durch den Bogen entgegen gelaufen".

Petra St.

Gute Nächte dank memon

Johannes Holey, Bestsellerautor u. a. „Jetzt reicht's"

Mein gesunder Körper ist inzwischen 76 Jahre alt – eben noch Vorkriegsqualität. Wir sind vor einigen Jahren nach Überlingen an den Bodensee gezogen, und ich bekam allmählich immer mehr Schlafstörungen. Vor allem war es mein Herzrhythmus, der mich nachts weckte, mit Pulsschlag so um die Hundert und dabei schweißgebadet.

Da mein einfaches EKG ganz im normalen Rahmen lag, kamen wir im Gespräch mit meinem Naturarzt zur Erkenntnis, dass wohl dafür meine nächtlichen Atemprobleme die Ursache sein könnten. Denn wenn ich auf dem Rücken schlafe, stellt sich eine altersbedingte Schlafapnoe, ein kurzfristiger Atemstillstand ein, bis es zu einem rettenden und meistens weckenden „Schnaufer" kommt. Allerdings hat das körperliche Alarmsystem inzwischen tüchtig Adrenalin ausgeschüttet, um das Schlimmste, die Lebensgefahr, zu verhindern und durch die damit verbundene Pulsschlagerhöhung in höchster Bereitschaft zu stehen.

Als ich vor rund 40 Jahren das Rauchen aufgab, habe ich mich auch intensiv mit dessen Nebenwirkungen befasst und wusste daher, dass jede Zigarette einen Adrenalinstoß erzeugt, dessen Abbau pauschal so etwa eine Stunde dauert. Kettenraucher stehen also tagsüber unter einem unnatürlichen, dauerhaften Adrenalinpush, was sich dann klar bemerkbar macht, wenn das Rauchen *ab*gesetzt wird und sich die Ernährung – unverändert wie bisher – als Übergewicht *an*setzt. Daher habe ich meine nächtliche Adrenalin- und Herzrhythmusbelastung eben nicht ängstlich bewertet und einen Termin bei einem Herzspezialisten ignoriert.

Vor einem Jahr sind wir dann ins Hochland nördlich von Überlingen umgezogen. Wir leben jetzt ganz am Waldrand und an einem sprudelnden Bächlein, zugleich im letzten Haus mit Strom-, Wasser- und Internetversorgung, also am Ende der zivilisatorischen Anbindungen, zumal das Gebäude auch an einem der vielen süddeutschen Jakobs-Wege liegt. Doch äußere Ruhe kann täuschen – im „Zeitalter der Information", auch hier oben pulsen aus dem angrenzenden Hauptgebäude zwei WLAN-Störfelder in unseren Wohn- und Arbeitsbereich, wie wir es unten in Überlingen auch schon ertragen mussten. „Jetzt reicht's!" habe ich mir erneut gesagt und wurde endlich wach. Denn ein Jahr vor diesem Umzug hatte ich ja schon über den verheimlichten Einfluss der hochfrequent gepulsten Mikrowellentechnologie der modernen Kommunikationen in meinem Buch „Jetzt reicht's! – Wie lange lassen wir uns das noch gefallen? Lügen aus Wirtschaft, Medizin, Ernährung und Religion" geschrieben. Daraufhin habe ich Dr. med. Michael Steinhöfel kennengelernt und damit auch seine Empfehlung der memon Umwelttechnologie. Ich habe mir sodann mein Handy dauerhaft entstört und im Folgeband meines Buches generell über die neue Volkskrankheit berichtet, deren hauptsächliche Symptome sich als Depression und Schlafstörungen zeigen.

Da es mich nun diesbezüglich auch erwischt hat, habe ich den memonizer combi erworben und ins Stromnetz unserer Wohneinheit gesteckt. Und das Staunen begann. Denn meine nächtlichen Herzrhythmusstörungen samt Schweißausbrüchen wurden immer weniger und heute, nach einem halben Jahr, kenne ich sie überhaupt nicht mehr. Und auch meine nächtliche Schlafdauer ist jetzt wieder wie in wesentlich jüngeren Jahren.

Die wahre Ursache ist also der Mobilfunk und Konsorten – die energetische Geisel der Neuzeit. Man hatte uns überhaupt schon gewarnt, als wir an den Bodensee in den Raum Überlingen umgezogen sind, dass nämlich an diesen Nordhängen des Sees der Mobilfunk besonders stark sei, weil hier auch die Schweizer Sender „rüberpowern" und die hiesigen Sender ihre Leistungen entsprechend hochdrehen würden.
Da der jetzt montierte memonizer combi unsere Innenräume auch mit erhöhten Negativ- oder Minus-Ionen versorgt, entsteht damit fast ein urlaubsähnliches Raumklima, das sich bei mir wohl auch in einer erholsameren Schlafdauer bemerkbar macht. Bei soviel „Schwärmerei" könnte nun dagegengehalten werden, dass der idyllische Waldrand, die Höhenlage mit rund 550 Metern und vor allem die Energien der Kunst Brigittes dazu beitragen, ein solches Wohlfühlklima zu erzeugen. Beitragen und stabilisieren, dazu sage ich „Ja". Doch das neuzeitliche Übermaß an gepulsten Mikrowellen, die durch alle Betonwände schwingen, können unsere Zellwände ohne spezielle Hilfe nicht abwehren. Folgendes möchte ich daher noch ergänzen:
Wenn ich hier u. a. von einem „wir" schreibe, dann meine ich damit meine Partnerin, die spirituelle Kunstmalerin Brigitte Jost (www.brigitte-jost.de), die mit ihren feingeistigen Engel Gemälden in unseren Räumen natürlich bzw. übernatürlich eine besonders hohe Schwingung erschafft. Doch dies war vorher schon genauso in Überlingen, daher betrifft diese höhere Schwingung primär unser seelisches Wohlbefinden.

Wir bedanken uns hiermit – wohl auch im Namen aller anderen zufriedenen Anwender der memonizer – bei dem liebenswerten Erfinder Winfried M. Dochow, der als Erster den modernen Kommunikationsbelastungen einen verlässlichen Schutz mittels energetischer, quantenphysikalischer Informationsenergien entgegenstellt.

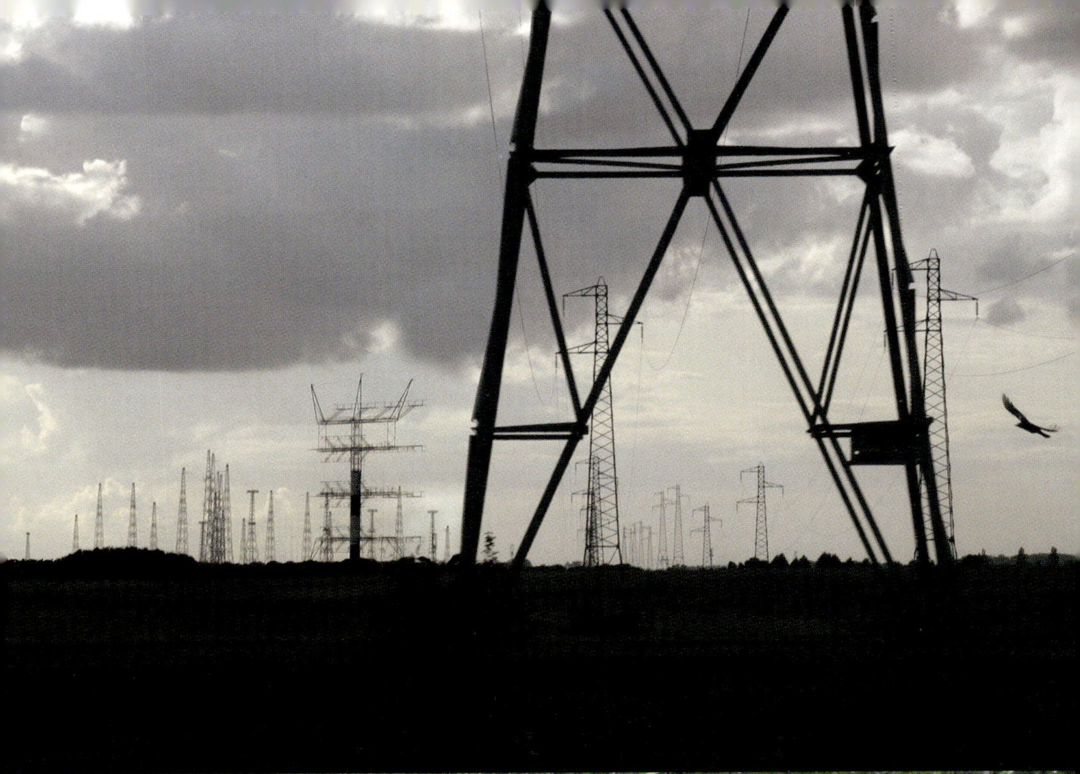

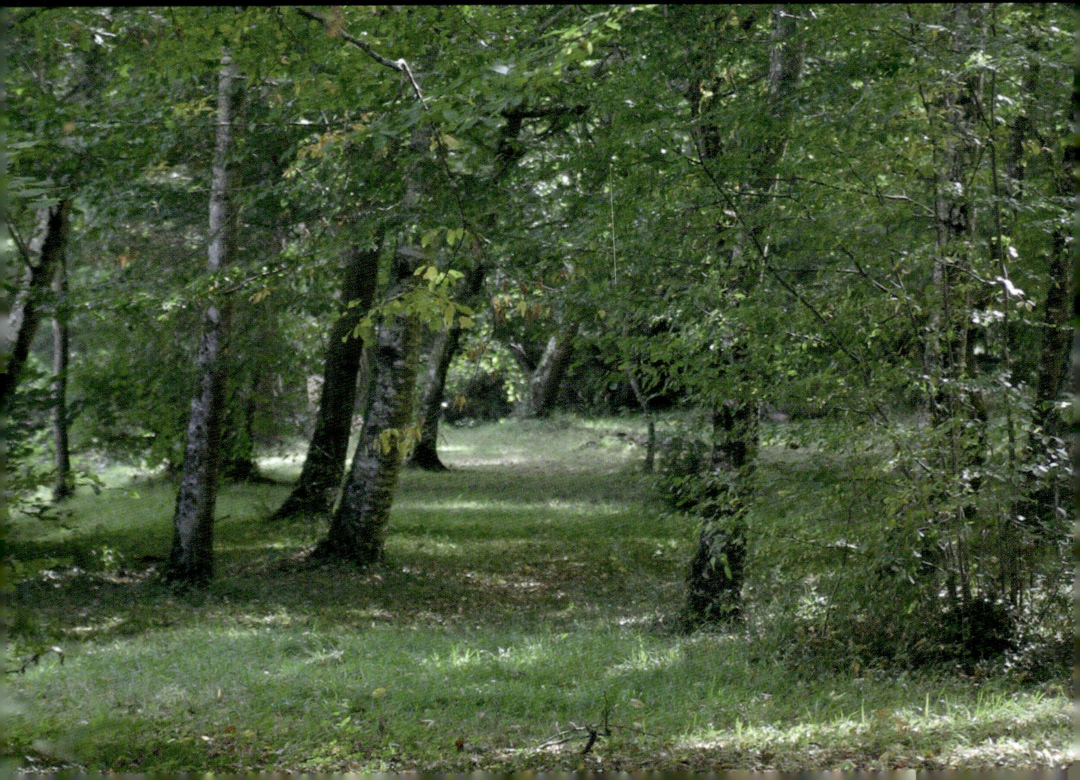

Künstlich induzierte elektromagnetische Felder

„Ich habe mich intensiver mit memon beschäftigt, als mein Haustier, eine Ratte, mit nur einem Jahr an einem Herzinfarkt gestorben ist. Sie hatte ihren Käfig unter dem Fernseher und der Stereo-Anlage gehabt. Dadurch wurde mir klar, wie schädlich die Strahlen dieser Geräte sind und dass sie ebenso mich treffen können.
Beim Arbeiten am Computer plagten mich ständig Kopfschmerzen und ich wurde schnell müde. Die Augen brannten, und ich hielt es nie besonders lange aus davor zu sitzen. Seit ich memon habe, geht es mir besser. Ich kann länger davor sitzen und bin wesentlich konzentrierter. Generelle Kopfschmerzen, die ich oft hatte und die sehr stark waren, minderten sich zunächst und sind mittlerweile fast ganz weg."

Valerie K. St.

Elektrosmog – so bezeichneten seinerzeit Journalisten die unsichtbare, aber fühlbar „dicke Luft", die durch eine stetig wachsende Techno-Industrie unsere Umwelt belastet. Tatsächlich sind damit die elektrischen, magnetischen und elektromagnetischen Felder gemeint, die durch Stromerzeugung oder Funkwellen entstehen. Wohlverstanden: Sowohl elektrische wie auch magnetische Felder sind seit jeher natürliche Begleiterscheinungen des Lebens. Man denke zum Beispiel an die Luftelektrizität, an das Erdmagnetfeld, an die UV-Strahlen der Sonne oder an die natürliche Radioaktivität der Erde. Das, wovon dieses Kapitel jedoch handeln soll, sind die künstlich erzeugten Felder bzw. Wellen, die unseren Körper dauerhaft irritieren, stressen und damit gefährden. Die Rede ist von Handys, Notebooks, von kabellos verbundenen Computern, von Schnurlostelefonen, aber auch von einfachen Haushaltsgeräten. Von Antennen, Radaranlagen, Fernsehern und Radioempfängern. Kurz: von der ganzen Palette technisch induzierter Wellen, denen unser Organismus tagtäglich ausgeliefert ist.

Bei den künstlichen Feldern unterscheidet man zwischen Niederfrequenzfeldern und Hochfrequenzfeldern.

Niederfrequenzfelder werden beispielsweise von Hochspannungsleitungen, Transformatoren, Erdkabeln, Bahnoberleitungen und elektrischen Haushaltsgeräten erzeugt. Sie haben eine Schwingungszahl von bis zu 30000 Hertz (30 Kilohertz), das heißt, sie erzeugen nur relativ wenige Schwingungen pro Sekunde. Dagegen haben Hochfrequenzfelder eine Schwingungszahl von bis zu 300 Gigahertz, das bedeutet, die Zahl der Impulse bewegt sich im Milliardenbereich. Die Frequenz dieser Felder ist so hoch, dass die elektrischen und magnetischen Wechselfelder miteinander verschmelzen, deshalb spricht man von elektromagnetischen Wellen. Auch sind sie nicht mehr an einen festen Leiter gebunden, sondern breiten sich über die Atmosphäre aus. Sie entstehen durch ortsfeste Funksendeanlagen des Rund- oder Mobilfunks (GSM, UMTS), durch Radaranlagen, aber auch durch drahtlose Computernetzwerke (WLAN, Bluetooth), medizinische Geräte und Schnurlostelefone.

Grenzwerte

Seit Jahren schwelt die Debatte um die zu niedrig angesetzten Grenzwerte, die die athermische Wirkung elektromagnetischer Felder vollkommen ignorieren. Dazu das Infoblatt des Landesumweltamtes

Nordrhein-Westfalen: „Niederfrequente" Felder erzeugen im menschlichen Organismus schwache Körperströme, die zu Störungen der körpereigenen elektrischen Vorgänge führen können. Hochfrequente Felder bewirken hingegen eine örtliche oder insgesamte Erwärmung des Körpergewebes. Zum Schutz des Menschen vor Gesundheitsschäden wurden die Felder daher durch Grenzwerte in der Stärke begrenzt.
Allerdings sind diese Grenzwerte, die sich ausschließlich auf die thermische Wirkung elektromagnetischer Strahlung beziehen – also auf die Erwärmung des Körpergewebes – zum Schutz der Gesundheit nicht ausreichend. Denn neueste Untersuchungen belegen eindeutig die Wirkung elektromagnetischer Strahlung auf Organismen, ohne dass diese das Gewebe erwärmt. Nicht berücksichtigt werden also die athermischen Wirkungen, die langfristig bei Elektrosmog zu Gesundheitsschäden führen können.

Staatliche Behörden reagieren

Ich freue mich sehr, ein Kapitel dieses Buches sozusagen neu schreiben zu dürfen. In der vorigen Auflage bestand auf diesen Seiten noch die Notwendigkeit, offizielle Stellen wie die WHO oder die ICNIRP heftig zu kritisieren. Schließlich vertraten diese Organisationen lange den Standpunkt, dass die vorgegebenen Grenzwerte für Mobilfunkstrahlen ausreichend seien und von der Mobilfunktechnologie demzufolge keine gesundheitliche Gefährdung für den Menschen zu erwarten sei. Wie so oft in der Geschichte der Menschheit und vor allem in der Geschichte der Wissenschaft zeigt sich, dass man nur lange genug warten muss, bis sich die Wahrheit offenbart.
Mit einer gewissen Genugtuung verfolge ich daher die jüngste Entwicklung zum Thema „Gesundheitsgefährdung durch elektromagnetische Strahlung". Nach jahrzehntelangem Schönreden lässt sich die kanzerogene Gefährdung auch von der Weltgesundheitsorganisa-

tion nicht mehr leugnen. Konnte die aufgebrachte Volksseele mit der Grenzwertdiskussion immer wieder ruhiggestellt und beschwichtigt werden, so sprechen die neuerlichen Auswertungen umfangreicher Studien angesehener Organisationen wie UNICEF, ROSSTAT oder dem Russischen Nationalen Komitee zum Schutz vor nicht ionisierender Strahlung (RNCNIRP) jetzt eine deutliche Sprache.
Nun musste die WHO handeln und sie tat dies mit einem Paukenschlag. Das Fazit nach Auswertung aller vorliegenden Daten lautet: Mobilfunkstrahlungen sind „möglicherweise krebserregend". Aufgrund dieser Aussage erfolgte die Einstufung der Mobilfunkstrahlung in die Kategorie B2. Das heißt, die WHO sieht hier ein identisch kanzerogenes Gefahrenpotential, wie es z. B. von Chemikalien und Pestiziden wie Acrylamid, Benzpyren, Otto-Kraftstoffen (Benzin) oder Cobaltchlorid ausgeht.
Dies scheint eine Initialzündung für andere Entscheidungsträger gewesen zu sein. So drängt nun auch der Europarat auf einen raschen Kurswechsel im Umgang mit der Mobilfunkpolitik und fordert umgehend Konsequenzen von den Regierungen. Sie sollen alles Erdenkliche unternehmen, damit die elektromagnetischen Strahlenbelastungen so schnell wie möglich reduziert werden.

Der Physiker Dr. Siegfried Kiontke kritisierte seit langem den präventiven Charakter der bisherigen Grenzwerte und nahm mit seinen Äußerungen kein Blatt vor den Mund: „Ein ausreichender Schutz vor Elektrosmogbelastungen wird uns (...) weder heute noch in Zukunft durch staatliche Grenzwerte oder DIN-Normen garantiert. Dazu wären Grenzwerte notwendig, die je nach Frequenzbereich um den Faktor 10 000 bis 1 000 000 niedriger sind als die derzeit geltenden aktuellen Werte." (siehe hierzu Kapitel „memonizer im Einsatz" und „Auswirkungen des Elektrosmogs").

In seinem umfangreichen Werk „Physik biologischer Systeme" erklärt Kiontke weiterhin, dass es statt Elektrosmog eigentlich „Elektrostress" heißen müsse, da der menschliche Körper durch Feld- oder Welleneinflüsse tatsächlich in einen Stresszustand versetzt wird.

Heute wissen wir, dass es von großer Bedeutung ist, ob die Belastung tags in der Aktivphase des Körpers erfolgt oder nachts im Ruhezustand. Belastungen im Ruhezustand des Körpers haben eine vielfach schädlichere Auswirkung auf physiologische Vorgänge im Organismus. Deshalb ist die vordringlichste Forderung gesundheitsbewusster Menschen die nach einem feldfreien oder zumindest feldarmen Schlafplatz.

Auswirkungen des Elektrosmogs

Tatsächlich ist die Anzahl der Menschen, die mittelbar oder unmittelbar auf die erhöhte Belastung durch elektromagnetische Felder reagieren, in den letzten Jahren in erschreckender Weise gestiegen. Verantwortungsvolle Ärzte appellieren seit Jahren immer wieder an die Gesundheitsbehörden, in der Sache Elektrosmog etwas zu unternehmen. In zahlreichen Praxen sammeln sich Patienten, deren Beschwerden in den Augen der Mediziner eindeutig auf technisch induzierte elektromagnetische Wellen zurückzuführen sind. So Dr. Robert O. Becker, führender Experte für elektromagnetische Medizin:

„Alle abnormen künstlichen elektromagnetischen Felder erzeugen, unabhängig von ihrer Frequenz, die gleichen biologischen Wirkungen."

Diese schädlichen Wirkungen sind:

- Einflüsse auf wachsende Zellen, wie zum Beispiel die Beschleunigung der Zellteilung bei Krebszellen,
- vermehrtes Auftreten gewisser Krebsarten,
- entwicklungsbedingte Fehlbildungen beim Embryo,
- neurochemische Veränderungen, die zu Verhaltensabweichungen bis hin zum Selbstmord führen,
- Veränderung der biologischen Zyklen,
- Stressreaktionen bei exponierten Tieren, die bei andauernder Einwirkung zu einer Schwächung des Immunsystems führen,
- Beeinträchtigung der Lernfähigkeit.

Auch die Bamberger Ärztin C. Waldmann-Selsam kommt angesichts einer Auflistung verschiedener Gesundheitsprobleme ihrer Patienten zu dem Schluss, dass Elektrosensibilität kein hysterischer Wahn, sondern ein klar umrissenes, von außen verursachtes Phänomen ist. Denn in ihrer Praxis traten gehäuft folgende Krankheiten auf:

- Schlafstörungen mit allen Folgen,
- Kopfschmerzen und Konzentrationsstörungen,
- häufige Entzündungen und Schmerzen,
- Ohrgeräusche, Hörverlust, Sehstörungen,
- Herzrhythmusstörungen, hoher Blutdruck.

Folgendes passiert im Organismus, wenn er zu lange und zu intensiv technisch induzierten Wellen ausgeliefert ist: Alle Körperzellen wie auch das Gewebe und die Organe unseres Körpers verständigen sich über elektrische Impulse oder Signale. Das heißt: Wir sind auch elektromagnetische Wesen, die mit der körpereigenen Schwingung auf die Schwingung von außen reagieren. Die Impulse, die die einzelnen Zellen weitergeben, bewegen sich innerhalb eines bestimmten Frequenzbereiches, und zwar dem des natürlichen Lichts, also innerhalb jenes Spektrums, das unser menschliches Auge wahrnehmen kann. Dieses Sonnenlichtspektrum, das die drei Grundfarben Rot, Gelb, Blau umfasst, wird durch die künstlichen Frequenzen ständig irritiert und gestört. Betroffen sind in erster Linie das vegetative und zentrale Nervensystem, die Hormone, Chromosomen und Zellen. So formuliert es die Salzburger Landesregierung in einem Merkblatt der Abteilung Gesundheitswesen. Und führt weiter aus: Die wahrscheinliche Ursache „… ist die in den letzten Jahren steigende Belastung im Kilohertz-Bereich (z. B. Monitore, Notebooks, Energiesparlampen, elektronische Geräte) und im oberen Megahertz-Bereich (z. B. Mobiltelefone, Mobilfunksendeanlagen, Schnurlostelefone). Immer mehr Menschen reagieren auf Elektrosmog mit teils erheblichen Störungen des Wohlbefindens. Elektrosensibilität kann je nach Schweregrad zu einer deutlichen Minderung der Lebensqualität und der Arbeitsleistung führen."

Innerhalb von zehn Jahren wird die Zahl der Elektrosensiblen in Europa auf 50 Prozent ansteigen, heißt es in einer Untersuchung von „Gigahertz", einer „Schweizerischen Interessensgemeinschaft Elektrosmog Betroffener".

Und wörtlich: „Elektrosensibilität, eine ‚Krankheit', die es laut Mobilfunkbetreibern und Behörden gar nicht gibt, breitet sich unwahrscheinlich schnell aus … Goldene Zeiten für die Pharmaindustrie. Und professionelle Elektrosmogleugner werden bereits heute an den Universitäten ausgebildet."

Paradoxerweise wird das, was von offizieller Seite geleugnet wird – nämlich die medizinisch begründete krankmachende Wirkung technischer Wellen – auf der anderen Seite gezielt als eine Art biologischer Waffe eingesetzt. Ältere Leser mögen sich in diesem Zusammenhang noch an eine Episode aus dem Kalten Krieg erinnern. 1962 entdeckte man durch Zufall gegenüber der US-Botschaft in Moskau in einem Gebäude eine Anlage für radarähnliche Mikrowellen, die gezielt auf die amerikanische Botschaft gerichtet war.

Diese Frequenzen wiesen eine Stärke auf, die als gefährlich eingestuft werden musste. Blutproben des Botschaftspersonals ergaben, dass etwa die Hälfte der Leute höhere Werte an weißen Blutkörperchen aufwiesen als normal. Bei einigen ergab die Untersuchung schwere Infektionen und Anzeichen von Leukämie. Das Botschaftspersonal, welches 14 Jahre lang dieser gefährlichen Strahlung ausgesetzt war, wies eine höhere Krebsrate auf als der Durchschnitt der Staatsbürger in den Vereinigten Staaten. Der Botschafter selbst litt an chronischen Kopfschmerzen, blutenden Augen und einer Leukämie ähnlichen Erkrankung.

Eine Untersuchung des sogenannten Moscow Signals durch den amerikanischen Geheimdienst CIA ergab, dass Strahlungen dieser Art imstande waren, die Menschen zu verwirren und ihre Konzentration zu stören.

Die Öffentlichkeit erfuhr so gut, wie gar nichts, zumal dieses „Projekt Pandora“ an das US-Verteidigungsministerium übergeben werden musste. Es sickerte lediglich durch, dass die Amerikaner an einer Geheimwaffe namens „Brain Bomb“ arbeiteten, die Mikrowellen von solcher Stärke produzieren konnte, dass sie in einem gewissen Umkreis die Gehirne der Menschen lahmlegen konnte.

Die Aufgaben des memonizer

Fakt ist: Wo immer wir uns befinden, umgibt und befeuert uns ein wahres Strahlengewitter. Das Netz wird täglich dichter, die Anzahl elektrischer Haushaltsgeräte und Homecomputer immer höher. Wo wir auch sind – uns umgeben Strahlen. Unser Arbeitsplatz: Ein Meer von Kabeln, Schnittstellen, elektronischen Apparaturen. Unsere Häuser: Elektronisch gesteuerte Lifte, Eingangstüren, Lichtanlagen, Videoüberwachungskameras. Unser Weg durch die Stadt: Ampeln, Lichter, Reklamen, Hochspannungsleitungen, Satelliten, Antennen, Straßenbahnleitungen, elektronisch gesteuerte U-Bahnen. Unsere Autos: GPS-Empfänger, computergesteuerte Scheibenwischer, elektronische Türöffner, Sensoren für Licht und Dunkelheit.

Selbst auf dem freien Land ist die Luft von Elektrosmog kontaminiert – Überlandleitungen, Handymasten, Satelliten und Radaranlagen garantieren uns den reibungslosen Ablauf von Verkehr und Kommunikation.

Eine Entwicklung, die nicht mehr rückgängig zu machen, nicht mehr zu stoppen ist. Technische Errungenschaften gehören heute zum Leben und sind nicht mehr fortzudenken: Heute wäre keine Klinik mehr in der Lage ohne Datenbanken, Computer oder elektronische Apparate zu arbeiten.
Der Geldtransfer, die Übermittlung wichtiger Nachrichten, Handel, Schifffahrt, Flugverkehr – alles ist heute nur noch mittels elektronischer Datenübertragung möglich. Selbst die Drucklegung und der Vertrieb dieses Buches funktionieren nur mittels Computertechnologie.
Ist die Belastung durch erhöhten Elektrosmog also unumgänglich? Nein.
Gerade im Fall des Elektrosmogs haben sich die Hersteller von memon die Aufgabe gesetzt, mittels Harmonisierung all jene schädlichen, raumklimatischen Folgeerscheinungen zu beheben, die in unmittelbarem Zusammenhang mit dem Auftreten elektromagnetischer Felder stehen. Lesen Sie im Anschluss einen Er-

fahrungsbericht zu diesem Thema von dem Wissenschaftler und Kardiologen Dr. med. Johann Raab, ehe ich im nächsten Kapitel ausführlicher auf die einzelnen Teilbereiche eingehen werde, in denen der memonizer combi gegen Elektrosmog zum Einsatz kommt. Dabei möchte ich betonen, dass die Einteilung in verschiedene Bereiche bzw. die gesonderte Behandlung verschiedener Phänomene um der besseren Lesbarkeit willen geschieht. Denn sowohl beim Handy wie beim Auto und nicht zuletzt beim Feinstaub handelt es sich um Auswirkungen elektromagnetischer Wellen. Doch das Problem einer sich ständig erhöhenden Anzahl von Mobilfunkmasten und die damit einhergehende Häufung bestimmter Krankheitsbilder und dito eine immer ausgeklügeltere Elektronik im Auto lassen es unumgänglich erscheinen, dass ich diese Themen gesondert behandle. Das Gleiche gilt für den Feinstaub, der als gravierendes Umweltproblem erst jetzt richtig ins Bewusstsein der Öffentlichkeit rückt. Beginnen möchte ich aber mit einem Thema innerhalb des Spektrums Elektrosmog, das wohl den größten Teil unserer Bevölkerung betrifft.

Mein Herz schlägt für memon

Dr. med. Johann Raab, Kardiologe, Herzzentrum Landau, Rheinland-Pfalz

Zunächst möchte ich mich beim Autor dieses Buches, Ferry Hirschmann, natürlich „herzlich" bedanken, dass er mir die Möglichkeit gegeben hat, meine persönlichen Erfahrungen zur memon Technologie mit Ihnen, liebe Leserinnen und Leser, zu teilen. Ich bin gebürtiger Rumäne und praktiziere bereits seit 20 Jahren als Kardiologe in Deutschland. Das Herz, mit das wichtigste Organ des Menschen, fasziniert mich solange ich zurückdenken kann. Da das Herz durch elektrische Impulse zum Arbeiten gebracht wird, bezeichne ich mich mit einem Augenzwinkern gerne auch als „Herzelektriker". In der Tat erzeugt das Herz mit jedem Schlag, mit jeder „Herzschwingung" ein elektromagnetisches Feld!

Das Problem, das ich als Mediziner und Elektrophysiologe auf die Menschen zukommen sehe, besteht darin, dass wir in einer von elektromagnetischen Feldern durchdrungenen Welt leben und diese sich gegenseitig überlagern, beeinflussen und so einen negativen Einfluss auf die Gesundheit haben. Als ich das erste Mal von der memon Technologie hörte, wurde ich sofort hellhörig und ich begann, der Wirkungsweise auf den Grund zu gehen.

Jeder hat da seine eigene Methode, und die Wissenschaft hat viele Gesichter und Variationen. Mein Motto lautet: „Wer heilt, hat Recht"! Dennoch möchte ich mich damit allein nicht zufriedengeben. Nicht umsonst bin ich Wissenschaftler geworden, und so liegt es in meiner Natur, den Ursachen eines medizinisch relevanten Phänomens immer auf den Grund zu gehen. Gerade in meinem Spezialgebiet, der Herz-Frequenz-Variabilität, sehe ich als Elektrophysiologe enormen Forschungsbedarf.
Schwerpunktmäßig geht es mir um die Erforschung der technopathogenen Strahlen, also die vom Menschen gemachten schädlichen Strahlungen, die andererseits bei richtiger Anwendung und Dosierung auch durchaus helfen können und therapeutisch eingesetzt werden.

Zurzeit arbeite ich an einer Studie, in der ich die positive Wirkung der memonizer bei Herzschrittmacher-Patienten aufzeigen möchte. Hier kann ich mir sehr gut vorstellen, dass die memon Technologie äußerst wirksam eingesetzt werden kann. Aber auch im Bereich der Radiofrequenzen sehe ich zukunftsweisende Anwendungsgebiete. Aufgrund meiner bisher gewonnen Erkenntnisse bin ich davon überzeugt, dass sich der Einsatz der memon Technologie positiv auf die Fließeigenschaften des Blutes auswirken kann und so eine Gerinnung und damit die potentielle Gefahr eines Schlaganfalls erheblich reduziert!

Ich glaube, ich muss nicht erwähnen, dass ich mein privates und berufliches Lebensumfeld komplett mit memon ausgestattet habe. Denn memon wirkt und das ist messbar. Für mich hätte memon allein schon im präventiven Bereich seine Daseinsberechtigung, obwohl ich natürlich weiß, dass es noch viel mehr kann. Zum Beispiel blockiert es sämtliche schädlichen Informationswellen; diese könnten sich ohne memon sofort negativ auf die Herzfrequenz auswirken.

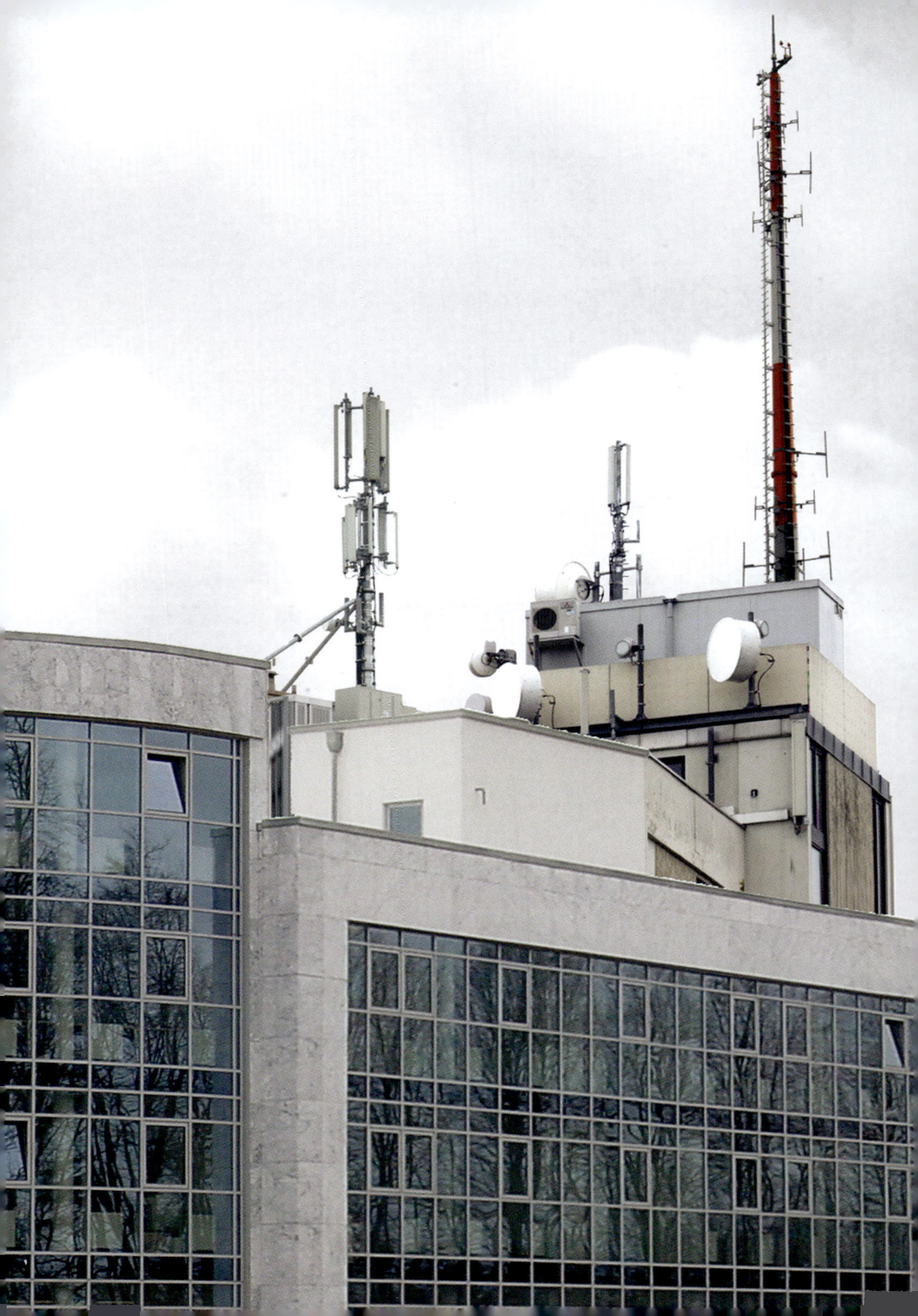

E-Smog am Arbeitsplatz

Gerade in geschlossenen Räumen ist die Belastung durch Elektrosmog beträchtlich. Nimmt man einmal einen für heutige Verhältnisse ganz normalen Arbeitsplatz, so finden sich auf kleinstem Raum folgende Geräte: Computer, Drucker, Scanner, Fax, Kopierer, Funkuhr, Digitalkamera, Handy, Telefonanlage (meist mit Schnurlostelefonen im DECT-Funkstandard betrieben), Beleuchtung und nicht zu vergessen, die wie Pilze aus dem Boden schießenden WLAN-Stationen. Heute scheint es geradezu verpönt, Daten mittels Kabelverbindungen zu übertragen. Der Trend geht zur „Cloud“, einer riesigen „elektronischen Wolke“, in der sich alle wichtigen und noch so unwichtigen Daten speichern lassen. Natürlich werden die Daten nicht in der Wolke, sondern nach wie vor auf riesigen Serverfarmen gespeichert, aber die Datenübertragung von heute geht fast ausschließlich kabellos vonstatten. In Ballungszentren ist der potentielle Empfang, sprich der „elektromagnetische Beschuss“ von bis zu 20 WLAN-Stationen aus der Nachbarschaft in den eigenen vier Wänden keine Seltenheit.

Das Problem: die Hightech-Übertragung arbeitet mit gepulster Hochfrequenz – das heißt, es kommt zu Strahlendichten von dramatischen Ausmaßen. Der lautlose Beschuss dieser hochintensiven Trägerwellen kommt einem Großangriff auf das Nervensystem gleich:

„Wissenschaftler und Mediziner wissen, dass gepulste Reize biologisch stärker wirken als kontinuierliche. Ein elektromagnetisches Feld stört bei kontinuierlicher Strahlung nicht die Hirnströme, bei gepulsten Feldern der gleichen Stärke ist das massiv der Fall. WLAN ist auch ein gepulster Daueremittent. Mediziner mahnen bereits, weil sich der Funkstandard einer besonders niedrigen Frequenz von 10 Hertz bedient. Die ist menschlichen Gehirnströmen sehr ähnlich, deshalb sind biologische Probleme vorprogrammiert." So der Baubiologe Wolfgang Maes, auf die Frage, ob elektromagnetische Felder die Gesundheit gefährden.

Obwohl die Elektrosmogbelastung vor allem in den Büros ständig zunimmt, ist man sich der Gefahr in den wenigsten Unternehmen bewusst. Arbeitnehmer, die über Unwohlsein, Kopfschmerzen, flirrende Augen und andere nervöse Beschwerden klagen, schieben dies zumeist auf Überforderung und Überlastung durch ihren Job, tatsächlich ist jedoch in den meisten Fällen das durch Elektrosmog verseuchte Raumklima Ursache für das schlechte Befinden. Alarmierend in diesem Zusammenhang ist ein Untersuchungsergebnis, das von dem schon erwähnten Strahlenexperten Dr. Robert Becker veröffentlicht wurde: Demnach wurde festgestellt, dass bei Kindern von Vätern, die am Arbeitsplatz verstärkt elektromagnetischen Feldern ausgesetzt waren, eine deutlich erhöhte Gefahr der Gehirntumorerkrankung besteht.

Diese Studie ist deshalb so gespenstisch, weil die Kinder selbst zu keinem Zeitpunkt exponiert gewesen waren, also weder im Mutterleib noch nach der Geburt. Es besteht also die Möglichkeit, dass die elektromagnetischen Felder bei den Vätern Genveränderungen hervorgerufen hatten, die dann an die Kinder weiter vererbt wurden.

Harte Fakten, die eine Reinigung solcher von elektromagnetischen Feldern verseuchter Räume dringend nahelegen.

Im Rahmen seiner Forschungsarbeit entwickelte Dochow den memonizer combi, in den der memonizer e-smog integriert ist. Er wirkt auf das gesamte Leitungsnetz, auf die daran angeschlossenen Elektrogeräte bzw. auf die daraus entstehenden elektromagnetischen Felder.

Das Gerät selbst arbeitet ohne Strom. Der harmonisierende Effekt wird einerseits durch die oben beschriebene destruktive Interferenz und andererseits durch Verschiebung der Polarisationsebene in den pluspolaren Bereich erzielt. Durch die Kombination dieser beiden Vorgänge verändern sich die energetischen Eigenschaften der Felder und Wellen und verlieren dadurch ihre schädlichen Eigenschaften.

Die Installation dieses Gerätes ist äußerst einfach: Es wird in Wohnungen, Büros oder Häusern, je nach Größe, ein memonizer benötigt, den man am besten durch einen memon Fachmann an der Panzersicherung oder am Stromzähler anbringen lässt. Die optimale Wirkung wird bei gleichzeitiger Harmonisierung von Elektrosmog und Luft erzielt.

Doch wie gesagt: Die Firmen sind sich oftmals der zunehmenden Belastung durch elektromagnetische Felder am Arbeitsplatz noch nicht bewusst. Viele Firmenchefs haben noch nicht erkannt, wie wichtig es für ihre Mitarbeiter ist, sie optimal zu schützen und dafür zu sorgen, dass diese in einem weitgehend strahlungsfreien Raum arbeiten. Für diesen Fall wurde von Winfried M. Dochow ein spezielles Gerät entwickelt, der sogenannte memonizer workstation. Damit ist es nun erstmals möglich, sich sein Arbeitsumfeld ohne langen Dienstweg einfach zu harmonisieren. Lesen Sie im Anschluss einen Erfahrungsbericht zum Thema „E-Smog am Arbeitsplatz“ von Dr. med. Michael Steinhöfel, medforschung.

Der "strahlenfreie" Arbeitsplatz

von Dr. med. Michael Steinhöfel, medforschung

Gesunde und motivierte Mitarbeiter sind das Kapital jedes Unternehmens. Aber wie sehen die meisten „modernen" Arbeitsplätze aus? Was erwartet die Menschen in ihren Büros aus Beton und Glas, vollgepackt mit Elektronik? Erst einmal Stress. Der Mensch ist von Natur aus nicht dafür geschaffen, stundenlang am Schreibtisch zu sitzen, lediglich seine Finger zu bewegen und geradeaus in einen Monitor zu starren. Es liegt auch nicht in seiner Natur, den ganzen Tag von unzähligen elektromagnetischen Feldern attackiert zu werden. Aber genau so stellt sich das tägliche Leben für die meisten Menschen dar. Dass wir so unsere Gesundheit und die unserer Mitarbeiter mit Füßen treten, ist offensichtlich. Die Folge: Wir leiden unter Schlafstörungen, Konzentrationsmangel, Stress, Kopfschmerzen, Burn-out usw. Der gesamte Hormonhaushalt gerät durcheinander und der Alterungs- bzw. Abbauprozess wird beschleunigt. Zudem kommt noch ein weiteres Problem: Kommen wir nach der Arbeit nach Hause, stellt sich die Lebenssituation nahezu identisch dar. Auch hier sind wir in der Regel in ein elektromagnetisches Feld eingehüllt, Computer, Fernseher und Funkanlagen lassen unseren Organismus kaum zur Ruhe kommen.

Was können wir also tun, diesen Teufelskreis zu durchbrechen? Wie können wir uns vor diesen negativen Umwelteinflüssen schützen und die negativen Auswirkungen auf unseren Hormonhaushalt stoppen? In meinen Forschungen habe ich mich in diesem Zusammenhang intensiv mit der Bedeutung der Hormone Melatonin, Serotonin und dem als Anti-Aging-Hormon bekannten DHEA (Dehydroepiandrosteron) auseinandergesetzt. Sie alle spielen eine entscheidende Rolle für unser Wohlbefinden. In meinen Studien konnte ich beweisen, dass der Einbau der memon Technologie hier eine signifikant positive Wirkung hinterlässt (mehr hierzu auf den Seiten 142-147).

Untersucht wurde der Hormonhaushalt bei Teilnehmern, bei denen die memon Technologie sowohl zu Hause als auch am Arbeitsplatz installiert wurde. Bereits drei bis fünf Wochen nach dem Einbau konnte bei 53 Prozent der Probanden eine Verbesserung des DHEA attestiert werden. 50,5 Prozent hatten verbesserte Melatoninwerte und 36 Prozent wiesen bessere Serotoninwerte auf. Das bedeutet, dass nach dem Einbau von memon in das elektrische und wasserführende System eine positive Wirkung auf Schlafqualität, Gedächtnisleistung, Konzentrationsfähigkeit und ein reduzierter Alterungs- bzw. Abbauprozess dokumentiert werden konnte. Darüber hinaus wirkt memon antioxidativ und stärkend auf die Immunabwehr, antidepressiv, blutdrucksenkend, hat antidiabetische Wirkung, steigert die Produktion der Sexualhormone und somit die Leistungsfähigkeit und Vitalität.
Mit memon ist es also möglich, auf einfache und unkomplizierte Art und Weise ein harmonisches Lebensumfeld zu schaffen, in dem sich natürliche Lebensprozesse wieder ungestört entfalten und entwickeln können.

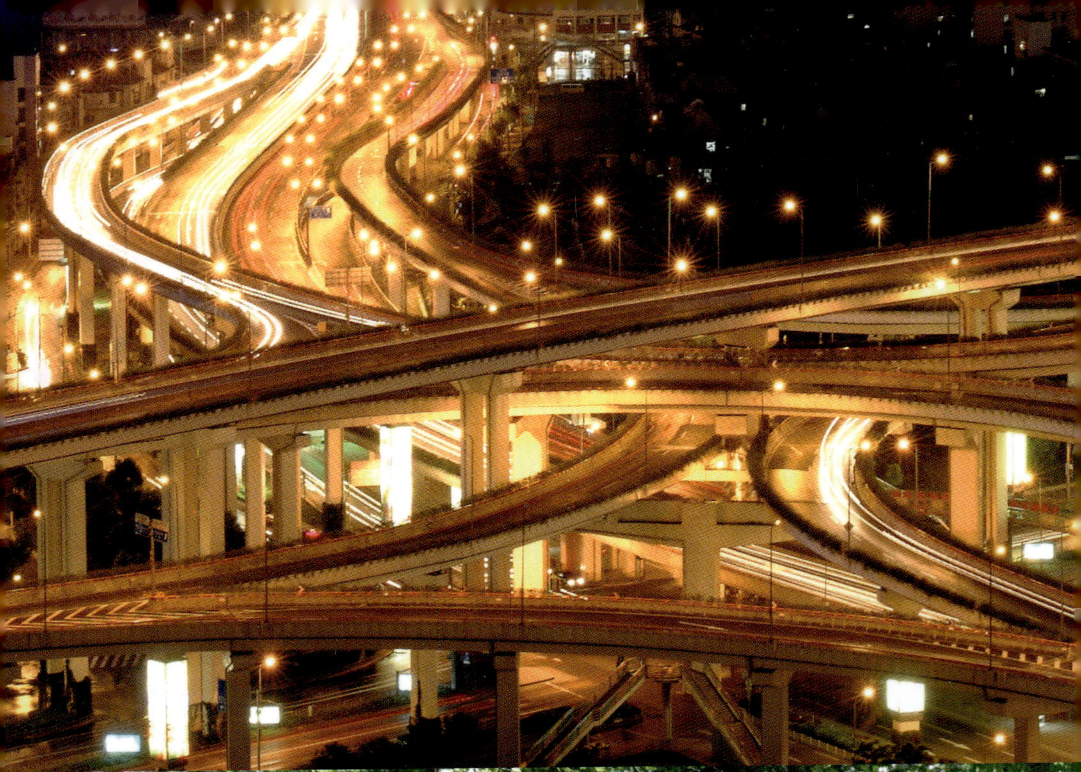
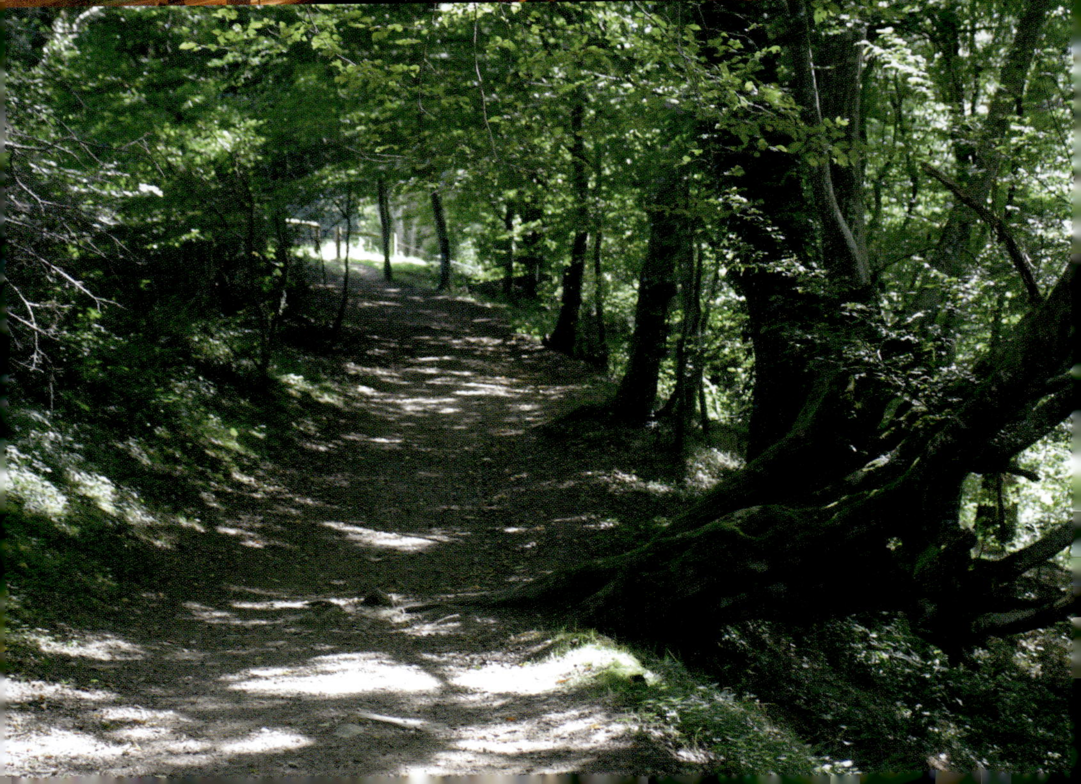

E-Smog im Auto

Auch das Auto möchte ich im Rahmen unserer Ausführungen über elektromagnetische Felder gesondert betrachten. Denn neben Büro und dem eigenen Zuhause ist es wahrscheinlich der Ort, an dem wir am meisten Zeit verbringen. Gerade heute, wo die Gesellschaft hohe Ansprüche an Flexibilität und Mobilität stellt, ist das Auto aus unserem täglichen Leben nicht mehr fortzudenken. Entsprechend wurde der Komfort für Vielfahrer immer weiter ausgebaut – vom Airbag bis zum GPS-Sender, von der Klimaanlage bis zur Superstereoanlage: Das mobile Zuhause vieler Bundesbürger lässt aus technischer Sicht nichts zu wünschen übrig. Doch wie sieht es mit der Kehrseite der Medaille aus? Wie wirkt sich die Hightech-Rundumversorgung auf kleinstem Raum in gesundheitlicher Hinsicht aus?

Dazu noch einmal Wolfgang Maes, der sich in seinem Buch „Stress durch Strom und Strahlung“ auch mit Elektrosmog im Auto auseinandersetzt: „So positiv für die Sicherheit diese Entwicklung auch ist, haben alle Dinge zwei Seiten. Mit der Zunahme der technischen Einbauten steigt auch der Elektrosmog – nach dem Grundsatz, überall wo

Strom fließt, Strom verbraucht wird oder Spannung entsteht, entsteht Elektrosmog. Diese künstlich erzeugten Wellen und Felder belasten den Organismus und machen sich immer häufiger, gerade bei Vielfahrern, bemerkbar. Typische Beschwerden wie Verspannungszustände, Konzentrationsschwäche oder geschwollene Schleimhäute treten oft während oder nach langen Fahrten auf. Das stundenlange Verweilen in einem Wirrwarr von elektromagnetischen Feldern und Wellen führt zwangsläufig zu einer hohen Belastung des Organismus. Die elektrostatische Aufladung durch das Roll- und Reibungsverhalten der Fahrzeuge verschärft die Problematik zusätzlich. Elektrosmog im Auto ist eine Gefahr, die oft völlig unterschätzt wird."
In einem durchschnittlichen Auto werden heute 4000 bis 8000 Meter Kabel und Leitungen eingebaut, dazu bis zu 60 Mikroprozessoren, unzählige kleine Motoren und Sender. Je mehr Technik und Elektronik, desto höher die Belastung mit elektrischen und magnetischen Feldern, gemessen in Volt pro Meter bzw. Mikrotesla. Benziner strahlen meist mehr als Dieselfahrzeuge, Automatik- wiederum mehr als manuell zu schaltende Wagen.

Logischerweise fragt man sich, ob nicht mancher aggressive Raser einfach nur „unter Strom" steht und mancher Verkehrsunfall durch diese enorme Belastung ausgelöst wurde.

Dabei ist noch nicht berücksichtigt, dass die Belastung der Innenraumluft mit Schadstoffen in Fahrzeugen oft so hoch ist, dass sie weit über die zulässigen Grenzwerte hinausgeht. Denn, dass auch der Autoinnenraum aus Biomaterialien bestehen sollte, um toxische Immissionen zu vermeiden, ist meines Erachtens bis heute nicht bis zur Autoindustrie vorgedrungen. Die in der Regel verwendeten Plastikfolien, Synthetikfasern und Klebstoffe begünstigen natürlich ein Innenraumklima, in dem die elektrostatische Aufladung perfekt funktioniert – vor allem, wenn beim Fahren ausschließlich die Klimaanlage benutzt wird. Menschen, die im Auto leicht müde oder gereizt sind, sollten deshalb ihre Fahrzeuge auf möglichen Elektrosmog und Schadstoffe überprüfen lassen. Und besonders Berufsfahrer, die sich täglich viele, viele Stunden in so einer Elektrosmog verseuchten Miniaturhölle aufhalten, sollten immer wieder ihren Gesundheitszustand, besonders den Herz-Kreislauf, checken lassen.

Feldstärken im Auto

Eine Untersuchung im Auftrag des Bundesamtes für Gesundheit in Bern ergab, dass ein stillstehendes Auto im Leerlauf nur sehr geringe magnetische Felder erzeugt. Diese wurden hauptsächlich von der Bordelektronik verursacht. Bei einem fahrenden Wagen hingegen ist das ganz anders: Die Feldstärke erreichte im Fußbereich des Beifahrers und auf dem Rücksitz bei einer Geschwindigkeit von 80 km/h die höchsten Werte. Die Stärke der Magnetfelder lag dort zwischen 1 und 6 Mikrotesla. Zum Vergleich: In einem Haushalt entstehen durch Elektrogeräte und Stromleitungen niederfrequente magnetische Felder, die zwischen 0,005 bis 0,1 Mikrotesla liegen.

Die Untersuchung führte zu dem Ergebnis, dass die Reifen, die ja aus magnetisierten Felgen und einem Stahlgürtel bestehen, die Hauptursache für die Felder waren. Je höher die Anzahl der Radumdrehungen, also die Geschwindigkeit, desto höher die Werte der Magnetfelder. Die Messungen wurden mit mehreren verschiedenen Fahrzeugmodellen im Frequenzbereich von 5 bis 2000 Hertz durchgeführt.
Noch ein Autoproblem, das immer noch viel zu wenig beachtet wird: Bekanntlich ist seit 2001 das Telefonieren im Auto ohne Freisprechanlage gesetzlich verboten. Eine eingebaute Außenantenne oder eine Freisprechanlage sorgen dafür, dass die Wellen vom Körper ferngehal-

ten werden, da sie aus dem Auto hinaus gesendet werden. Wer trotz Verbot ein Mobiltelefon ohne Freisprechanlage benutzt, setzt sich einer höheren Strahlendosis aus, recherchierte die Zeitschrift „Natürlich Gesund". Der Fahrzeugrahmen wirkt nämlich wie ein Faradayscher Käfig und lässt die Mobilfunksignale nur schlecht nach außen dringen. Die Folge ist, dass sich die Empfangsqualität verschlechtert und das Handy mit einer erhöhten Sendeleistung arbeiten muss. Außerdem reflektiert die Karosserie die hochfrequenten Strahlen auf den Fahrer.

Die memon Kfz-Testreihe

Die Industriegewerkschaft Bergbau, Chemie, Energie – IG BCE – in Hannover beschäftigt sich im Interesse ihrer Mitglieder seit Jahren intensiv mit dem Thema „Elektrosmog bei Vielfahrern". So entstand auf ihre Initiative hin im Jahr 2007 eine Testreihe, welche die memonizer car Wirkung auf Elektrosmog im Auto untersuchen sollte. Da sich die Wirkung dieser Technologie außerhalb der bekannten, bis heute physikalisch möglichen Messmethoden bewegt, wurde ein Weg gesucht, die Wirkung in einer überprüfbaren Form darzustellen. In einem Aufruf in der Gewerkschaftszeitschrift „Außenspiegel" wurden Freiwillige gesucht, die als Probanden an den Tests teilnehmen wollten.

Die Probandengruppe wurde vor Testbeginn durch zwei unterschiedliche Verfahren ausgetestet. Petra Lazarus, Leiterin eines Labors für Pleomorphologie (damit bezeichnet man in der Medizin die Eigenschaft von Zellen oder Mikroorganismen, ein unterschiedliches Erscheinungsbild anzunehmen), übernahm die Untersuchungen mittels der Vitalblutdiagnose. Der diplomierte Therapeut Engelbert Hammerschmidt war für die Messungen der Probanden mit dem computergestützten Meridiandiagnostik-System ihealth verantwortlich. Diese Eingangsuntersuchungen dienten zur Feststellung der Energievertei-

lung in den Meridianen und der persönlichen Regulationsfähigkeit. Ebenso sollte der generelle körperliche Zustand im vegetativen Bereich sowie der energetische Belastungsgrad im Allgemeinen vor Beginn der Testreihe dokumentiert werden.
Nach diesen Eingangsmessungen wurden in die Autos der Probanden memonizer eingebaut. Um die akute Wirkung von memon auf den Organismus zu überprüfen, wurde das Blut von drei Probanden zusätzlich nach der ersten Fahrt ohne und nach der zweiten Autofahrt mit memonizer car mittels Dunkelfelddiagnose untersucht. Ebenso wurde die ihealth-Messung nach beiden Autofahrten wiederholt. Den Probanden wurde also am Morgen in nüchternem Zustand Blut entnommen und dieses mikroskopisch untersucht. Im Anschluss unternahmen sie in ihren Kraftfahrzeugen eine etwa 50 Minuten dauernde Fahrt ohne den memonizer. Zurückgekehrt, erfolgte eine zweite Blutentnahme und deren Untersuchung. Nun wurden die Autos mit memonizer car ausgerüstet, und die Probanden fuhren die absolvierte Strecke noch einmal, dann wurden sie zu einer neuerlichen Blutentnahme gebeten.

Die Ergebnisse dieser Untersuchung sind in der Tat verblüffend. Die Fotos der Blutbilder zeigen nämlich die typischen Veränderungen durch elektrische und magnetische Felder: Die roten Blutkörperchen, die vor der Autofahrt ohne memonizer ein noch relativ harmonisches Bild boten, waren nach der „ungeschützten" Fahrt deutlich verklumpt, ihre Aktivität wurde sichtlich träger. Ganz anders die Bilder nach der Autofahrt mit eingebautem memonizer car: Jetzt erkennt man die gute Beweglichkeit der Blutkörperchen und keinerlei Verklumpung.

Die Meridianmessungen, ebenfalls durchgeführt nach der Fahrt ohne und mit memonizer car, kamen zu einem ähnlichen Ergebnis: Ohne memonizer car deutliche Defizite im gesamten energetischen System, mit memonizer car harmonische, ausgewogene Energieverteilung.

Neben diesen Messungen, die Veränderungen im Blutbild vor und nach dem Einbau dokumentieren, wurden, wie eingangs erwähnt, Langzeittests durchgeführt, die die subjektive Befindlichkeit der Probanden zum Thema hatten. Zu diesem Zweck wurde den Teilnehmern ein Fragebogen vorgelegt, der typische „Autofahrer-Symptome", wie z. B. Kopfschmerzen, Verspannungen, Müdigkeit, Stress, Augenreizungen, Konzentrationsstörungen, Nervosität usw., enthielt. Den Probanden wurde ein zweiter Fragebogen über wahrgenommene Veränderungen nach ihren zurückgelegten Autofahrten ausgehändigt. Diese Bögen wurden während der Testzeit ausgefüllt und wöchentlich ausgewertet.

Die Auswertung zeigt eine deutliche Abnahme sowohl in der Intensität als auch in der Häufigkeit der Symptome. Störungen, welche als stark empfunden wurden, nahmen im Laufe der Testzeit um 72,5 Prozent ab. Aussagen über völlige Beschwerdefreiheit beim Autofahren verdoppelten sich während der Untersuchung um 54 Prozent. Besonders signifikant sind die Verbesserungen bei Kopfschmerzen (73 Prozent) und Energielosigkeit (71 Prozent). Bemerkenswert ist der Rückgang der Symptomatik, weil somit der direkte Zusammenhang zwischen Elektrosmog und Befindlichkeit abgeleitet werden kann.

Fazit der Testreihe: **Sowohl durch die objektiven Messungen als auch durch die subjektive Befragung der Probanden konnte dokumentiert werden, dass durch den Einsatz der memonizer die Belastung durch Elektrosmog auf den Organismus und Befindlichkeitsstörungen deutlich reduziert werden können.**

„Ich hatte früher beim Autofahren starke Ermüdungserscheinungen, die ich mir nicht erklären konnte. Ein Bekannter schlug mir vor, einen memonizer car in meinem Wagen einbauen zu lassen. Trotz einiger

Skepsis folgte ich diesem Rat. Heute bin ich froh über diesen Tipp, denn meine Müdigkeitsanfälle sind so gut wie verschwunden. Ich muss nur mehr ganz selten auf einen Parkplatz fahren, um mich zu regenerieren. Und: Der Kraftstoffverbrauch bei Langstreckenfahrten ist um 3 bis 5 Prozent, je nach Fahrweise, zurückgegangen. Klingt nach Zauberei, ist aber wahr!"

Wolfgang K.

Zu guter Letzt sollte sich der memonizer car noch in einem echten Härtetest beweisen. Und wo könnte man ein „Autozubehör" effektiver und härter testen, mehr herausfordern, als unter extremen Rennbedingungen. Als die Rennlegende Hans-Joachim Stuck durch Zufall von der memon Technologie hörte, erklärte er sich sofort bereit, die Probe aufs Exempel zu machen. Unterstützt von seinen beiden Söhnen Ferdinand und Johannes wurde der memonizer car erstmals unter Rennbedingungen während der ADAC-GT-Masters-Serie am Sachsenring getestet.

Lesen Sie im Anschluss den persönlichen Erfahrungsbericht des motorsport- und memonbegeisterten Hans-Joachim Stuck, der es sich nicht nehmen ließ, sein letztes offizielles Rennen mit dem memonizer car im legendären 24-Stunden-Rennen auf dem Nürburgring zu bestreiten.

Hans-Joachim Stuck setzt auf memon

Hans-Joachim Stuck, Rennfahrerlegende

Wer mich kennt, weiß, dass der Motorsport mein Leben von Kindesbeinen an bestimmt hat. Als Sohn eines erfolgreichen Rennfahrers gab es für mich auch nur das eine Ziel: Rennen fahren. Mich fasziniert die Technik der Autos, und vor allem wollte ich den Fahrzeugen immer meinen Willen aufzwingen. Sie sollten das tun, was ich von ihnen erwartete. In dieser Hinsicht kann ich eigentlich auf ein sehr erfolgreiches Leben zurückblicken.

Dennoch gibt es Dinge zwischen Himmel und Erde, die wir nicht steuern können und über die wir auch keine Macht haben. So lassen sich auch die schweren Unfälle im Motorsport nie ausschalten oder gar vermeiden. Das Risiko fährt bei einem Rennfahrer immer mit. Aber wir sind keine hirnlosen Draufgänger, sondern wir leben mit einem kalkulierbaren Risiko; das ist ein großer Unterschied. Für Rennfahrer ist es wichtig, sich körperlich fit zu halten. Ein optimal funktionierender Körper und ein wacher Geist sind die Grundvoraussetzungen für schnelles Fahren. Rennfahrer haben mit das anstrengendste Trainingsprogramm aller Sportler, das wird oft übersehen, da wir ja „nur" im Auto sitzen und am Lenkrad drehen.

Fakt ist, dass ich als Rennfahrer in jeder Sekunde eines Rennens voll konzentriert sein muss und mir nicht die geringste Unachtsamkeit leisten kann, diese könnte tödlich sein. Die Konzentration hochzuhalten ist in jungen Jahren noch leicht, kostet von Jahr zu Jahr aber mehr Kraft. Als ich vor geraumer Zeit von der memon Technologie hörte, wurde ich hellhörig. Eine Technologie, die negative elektromagnetische Felder harmonisiert und so in der Lage ist, unter anderem die Konzentrationsfähigkeit zu stärken, bietet sich für den Einsatz in einem Rennen geradezu an. Ich war interessiert. Meine beiden Söhne waren mit dabei und stellten sich zunächst als „Versuchskaninchen" zur Verfügung. Die Bluntersuchungen mit dem Dunkelfeldmikroskop brachten Blutbilder zum Vorschein, die keinerlei Stresszeichen aufwiesen. Wir beschlossen, die memonizer in unsere Privatautos einzubauen und dann wollten wir mein letztes offizielles Rennen, das 24-Stunden-Rennen am Nürburgring, mit memon an Bord bestreiten.

Das Rennen ist nun bereits Geschichte. Unser Stuck[3]-Team, meine Söhne Johannes und Ferdinand sowie mein Rennfahrerfreund Dennis Rostek und meine Wenigkeit, starteten von Platz 34. Am Ende des Rennens belegten wir einen hervorragenden 15. Platz in der Gesamtwertung, haben 19 Plätze gutgemacht! Wenn man bedenkt, dass noch nie zuvor ein Lamborghini LG600 bei einem 24-Stunden-Rennen die Zielflagge gesehen hat, könnte man durchaus davon ausgehen, dass sich die harmonisierende Wirkung von memon auf Mensch und Maschine überträgt.

Mich hat memon jedenfalls von Anfang an überzeugt. Die Strahlenbelastung für die Menschen nimmt ständig zu, sodass wir die Möglichkeit nutzen sollten, uns davor zu schützen. So wie wir uns beim Telefonieren mit dem Handy vor Strahlungen schützen, können wir das auch im Auto. Das ist für mich durchaus eine sicherheitsrelevante Geschichte, weil ich mich mit memon an Bord besser konzentrieren kann und weniger negativen Umwelteinflüssen ausgesetzt bin. Das heißt, für mich ist memon auch in der Zukunft ein wichtiger Partner, und ich sehe den memonizer im Auto als ein unentbehrliches Zubehör, das unbedingt ins Auto gehört. Wer will heute noch ein Auto ohne ABS oder ESP fahren? Richtig, … keiner! Genauso wollen wir in Zukunft im Auto auch auf solche Dinge wie memon nicht verzichten.

Und so liefen die Tests mit dem memonizer

Für den ersten memon Härtetest stellten sich meine beiden Söhne Johannes und Ferdinand im Rahmen der ADAC-GT-Master-Serie zur Verfügung. Das Rennen wird in zwei Läufen an zwei aufeinanderfolgenden Tagen ausgetragen. Bei der ersten Blutuntersuchung, vor Beginn des Rennens, gab es keinerlei Anzeichen auf Stressfaktoren. Die Jungs waren ganz cool und hatten beide ein sehr entspanntes Blutbild. Am ersten Tag fuhren sie ihr Rennen ohne memon. Die Kontrolluntersuchung nach dem Rennen sah dann schon etwas anders aus.
Bei Johannes war eine mäßige, bei Ferdinand eine massive Verklebung der roten Blutkörperchen festzustellen. Am nächsten Tag fuhren beide dann mit memon an Bord. Bei beiden war im Gegensatz zum Vortag nicht die geringste Spur einer Verklumpung der roten Blutkörperchen zu erkennen. Bei Johannes war das Ergebnis nach dem Rennen sogar besser als zuvor und bei Ferdinand unterschied sich die Blutprobe so gut wie gar nicht im Vergleich zu der, vor dem Rennen.

Dieses Ergebnis war für mich, nach allem, was ich bereits über memon gehört hatte, eigentlich nicht sonderlich überraschend. Dennoch hat es mich in meinem Entschluss bekräftigt, mein letztes Rennen mit memon zu fahren.
Die Voraussetzungen beim 24-Stunden-Rennen vom Nürburgring waren nicht ideal. Schlechtes, typisches Eifel Wetter, an dem man an einem Tag alle vier Jahreszeiten erleben könnte. Dieses Mal wollte

ich die Tests an mir durchführen lassen. Obwohl sich durchaus eine gesunde Nervosität bei mir breitmachte, spiegelte sich das nicht in meinem Blutbild wider, das vor dem Start gemacht wurde.

Die Renneinsätze dauerten so rund eineinhalb Stunden, ehe wir das Auto an den nächsten Fahrer weiter gaben. Nach jedem Renneinsatz wurde mir ein Blutstropfen entnommen. Bei mir bestätigte sich, was meine beiden Söhne schon erfahren hatten. Trotz widrigster Bedingungen, schlechter Sicht, Dunkelheit und Nässe, fühlte ich mich nach jedem meiner Renneinsätze total fit, was sich auch in den Dunkelfeldbildern meines Blutstropfens ausdrückte. Der leitende Arzt der Testreihe, Dr. med. Michael Steinhöfel meinte, dass mein Blut aussehe, als käme ich aus einem vierzehntägigen Wellnessurlaub und nicht direkt von der schwierigsten und herausforderndsten Rennstrecke der Welt!

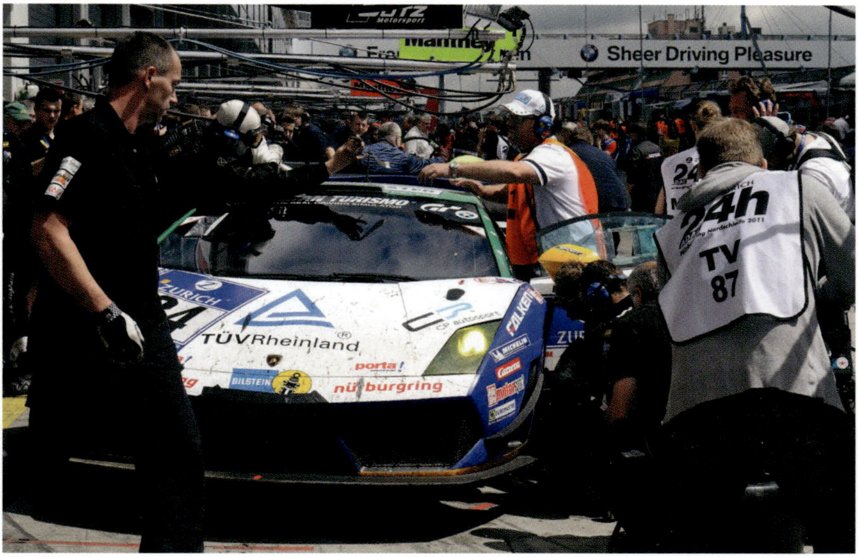

Boxenstopp und Fahrerwechsel. Mit diesem Lamborghini LG600 fuhren meine Söhne Johannes und Ferdinand sowie mein Rennfahrerfreund Dennis Rostek und ich das Rennen. Am Ende konnten wir uns beim 24-Stunden Rennen am Nürburgring bis auf Platz 15 vorkämpfen. Mit an Bord war der memonizerCAR. Während des Rennens wurde mir nach jedem Renneinsatz Blut entnommen und auf Stressfaktoren untersucht. Foto: © by dpa, Thomas Frey

Strahlende Informationen.

Die Strahlung von „HANDYS" respektive Mobiltelefonen **ist nicht** so **ungefährlich**, wie von den Mobilfunkbetreibern immer wieder behauptet wird. Deshalb hat sich die Wiener Ärztekammer in verantwortungsvoller Weise dazu entschlossen, die österreichische Bevölkerung darüber zu informieren, **wie** aus medizinischer Sicht **das persönliche Risiko minimiert werden kann**.

medizinische

10 Handy-Regeln

- Prinzipiell so **wenig** und so **kurz** wie möglich telefonieren! – Festnetz oder VoIP verwenden. Kinder und Jugendliche unter 16 Jahren sollten Handys nur für den Notfall mitführen!
- Das Handy während des **Gesprächaufbaus von Kopf und Körper fernhalten** (Armabstand)!
- **Nicht in Fahrzeugen** (Auto, Bus, Bahn) telefonieren – die Strahlung ist höher!
- Beim Versenden von **SMS** das Handy generell so weit wie möglich **vom Körper fernhalten**!
- Beim Kauf von Handys auf einen möglichst **geringen SAR-Wert** sowie einen externen Antennenanschluss achten!
- Handys **nicht in die Hosentasche** stecken – die Strahlung kann möglicherweise die Fruchtbarkeit bei Männern beeinträchtigen!
- Zu Hause über das **Festnetz** telefonieren und das **Handy ausschalten**!
- **Keine Spiele** via Handy spielen!
- Bei **Verwendung von Headsets** oder **integrierter Freisprecheinrichtung** Handys möglichst **weit weg vom Körper** positionieren (z.B. äußere Rocktasche, Handtasche)!
- Besonders **Wireless LAN** bzw. **UMTS** führen zu einer **hohen Dauerbelastung**!

ÄRZTEKAMMER
FÜR WIEN

TIPP!
HANDYS RAUS AUS DEM WARTEZIMMER!
ES STRAHLT UND STÖRT!

Ihre Wiener Ärztinnen und Ärzte
Eine Partnerschaft für´s Leben!

Veröffentlichung (Plakat) der Wiener Ärztinnen und Ärzte

Handy-Smog

„Ich benutze keine Handys. Da kannst du deinen Kopf ja gleich in einen Mikrowellenherd stecken."

Keith Richards, Gitarrist der Rolling Stones

Kaum eine Debatte wurde in den letzten Jahren so kontrovers geführt wie die um den Mobilfunk und die damit verbundenen gesundheitlichen Gefahren. Und nirgendwo ist die Rollenverteilung von vornherein so klar festgelegt: Hier eine besorgte Bürger- und Ärzteschaft, die immer wieder warnend auf die möglichen Spätfolgen der Handynutzung hinweist. Dort die abwiegelnde Lobby der Mobilfunkindustrie, die mit angeblich unabhängigen Gutachten Grenzwertbestimmungen weit unter dem Level durchsetzt. So wurde erst wieder im Juni 2008 ein Studienergebnis des Deutschen Mobilfunk Forschungsprogramms (DMF) bekannt gegeben, das die Nutzung mobiler Geräte als völlig unbedenklich hinstellt. Doch bereits einen Tag später veröffentlichten die Medien verhalten kritische Kommentare, die auf die fünfzigprozentige Finanzierungsbeteiligung der Mobilfunklobby hinwiesen. Das euphorische Fazit des Umweltministers, die Grenzwerte seien laut Studie völlig ausreichend, wurde besonders in Hinblick auf die Kinder mit skeptischer Vorsicht infrage gestellt.

Das Misstrauen in der Bevölkerung wächst mit Recht. Und so haben sich unter der Hand längst eigenständige Initiativen entwickelt, die auf mögliche Gesundheitsrisiken mit innovativen Ideen reagierten. Eine dieser Entwicklungen ist der memonizer mobile, der nach dem gleichen Prinzip arbeitet wie alle Harmonisierungsgeräte der memon Umwelttechnologie. Doch ehe ich auf die Funktionsweise des Chips eingehe und seine erstaunliche Wirkung auf das Blutbild von Probanden schildere, möchte ich ganz klar meine Stimme jenen geben, die in unabhängigen Studien und Falluntersuchungen zu dem Schluss kamen, dass der Mobilfunk eine weitaus ernstere Gefahrenquelle darstellt, als vielen Handynutzern klar ist.

Gesundheitliche Auswirkungen der Handystrahlung

2005 bildeten Wissenschaftler aus sieben EU-Ländern ein Team, das in einem unabhängigen Forschungsprojekt den potentiellen Einfluss elektromagnetischer Felder auf Zellkulturen zu ergründen suchte. Trotz unterschiedlicher Nachweismethoden gelangten die unabhängig voneinander arbeitenden Wissenschaftler übereinstimmend zum gleichen Ergebnis: In der sogenannten REFLEX-Studie (REFLEX: Risk Evaluation of Potentional Environmental Hazards from Low Energy Electromagnetic Field Exposure) wurde eindeutig der Nachweis erbracht, dass elektromagnetische Felder die Zellen schädigen. So konnten die Wissenschaftler feststellen, dass der offizielle Grenzwert für Mobiltelefone (2,0 Watt) weit über dem schädigenden Wert von 1,3 Watt/kg liegt. Die Folgerung daraus: Eine Erhöhung des Krebsrisikos im Umfeld von Handybasisstationen liegt im Bereich hoher Wahrscheinlichkeit. Und: Sind Zellen bereits geschädigt, wird dies durch den Einfluss der Strahlung um ein Vielfaches verstärkt. Mit Sicherheit anzu-

nehmen ist auch, so die Schlussfolgerungen des Projekt-Teams, dass Schäden für die nachfolgenden Generationen entstehen. Das verstörende Ergebnis der Studie wurde auf einer WHO-Konferenz und anschließend vor einem Expertenforum vorgestellt. Die Leiter des von der EU geförderten Projektes, Dr. Franz Adlkofer und Dr. Hugo Rüdiger von der Universität Wien, wurden während ihrer Präsentation von Vertretern der Mobilfunklobby wüst beschimpft. Ein ARD-Report über REFLEX, der eigentlich zur Hauptsendezeit laufen sollte, wurde in allerletzter Minute verschoben; die Programmzeitschriften hatten keine Chance mehr, diese Änderung ihren Lesern mitzuteilen.
Es dürfte auf der Hand liegen, dass gewisse Kreise verzweifelt versucht haben, die Veröffentlichung der Studienergebnisse zu verhindern. Der „Berliner Kurier" bestätigt diese Vermutung. In seiner Ausgabe vom 8.12.04 heißt es: „Nach Auskunft des Wiener Wissenschaftlers Dr. Hugo Rüdiger, einem der Forscher, hat die Industrie in den vergangenen Monaten in Brüssel massiv versucht, die Ergebnisse zu unterdrücken."

Die Intervention hat aber wohl nichts genützt, denn kurz darauf konnte Dr. Hugo Rüdiger in SPIEGEL-TV einer breiten Öffentlichkeit mitteilen:

„Wir wissen heute, dass der Ausgangpunkt von Krebs immer eine Veränderung des genetischen Materials ist. Wir schließen daraus, auch dies ist allgemein akzeptiert, dass jede Schädigung, die genetisches Material verändern kann, in diesem Fall also Handystrahlung, auch ein Krebsrisiko birgt."

Bestätigt wurde der Wiener Universitätskollege von Dr. Adlkofer, der in einem Interview erklärte, er könne nach den REFLEX-Ergebnissen nicht ausschließen, dass in zehn bis fünfzehn Jahren Gehirntumore gehäuft aufträten. „Seit 40 Jahren gilt die Lehrmeinung, dass elektromagnetische Felder zu schwach sind, um das Erbgut zu verändern. Unsere Ergebnisse haben jetzt das Gegenteil gezeigt." Und: „Veränderungen am Erbgut führen in der Regel zu Krebs."

In dem Bericht heißt es abschließend: „Die Ergebnisse der Studie geben einen konkreten Anlass, mit weiteren Vorsorgemaßnahmen die Strahlenbelastung zu verringern."

Durch die REFLEX-Studie wurden zwei Forschungsergebnisse verifiziert, die bereits vor 25 Jahren der Öffentlichkeit vorlagen: Anlässlich eines von der US-Mobilfunkindustrie durchgeführten Forschungsauftrags ließ Dr. George Carlo menschliches Blut in Reagenzgläsern mit Mikrowellen, die ähnlich wie Handystrahlen wirken, bestrahlen. Das Resultat war erschreckend: Unter dem Feldeinfluss spalteten sich die Zellkerne. Etwa zeitgleich veröffentlichte die US-Zeitschrift „Science News" einen Beitrag, wonach DNS-Moleküle in Resonanz zu Mikrowellen schwingen, eine Resonanz, die umso bedenklicher ist, als sie genau dort stattfindet, wo sie am gefährlichsten ist: in der sogenannten Desoxyribonukleinsäure oder auf gut Deutsch gesagt im Zellkern und damit dem Träger der genetischen Information.
Ebenso folgenschwer ist das Ergebnis, das eine schwedische Forschergruppe im Jahre 1999 veröffentlichte:

Handystrahlung ist in der Lage, die sogenannte Blut-Hirn-Schranke zu öffnen und dadurch diese so wichtige Barriere für mögliche Schadstoffe außer Gefecht zu setzen.

Das schwedische Experiment mit Mikrowellen erregte nicht zuletzt deshalb Aufsehen, weil dort drei Wissenschaftler interdisziplinär zusammenarbeiteten: Der Strahlenphysiker Dr. Bertil Persson, der Neurochirurg Professor Leif Salford und der Neuropathologe Professor Arne Brun. Während ihrer Versuche fanden die Forscher kleine Mengen an Eiweißverbindungen, die durch die Handybestrahlung die Blut-Hirn-Schranke passieren. Um die schädliche Wirkung von Eiweiß im menschlichen Gehirn nachzuweisen, injizierte man daraufhin Rattengehirnen, die in ihrer Struktur dem menschlichen Gehirn sehr ähnlich sind, kleine Mengen von Eiweißverbindungen; das führte zu einer dramatischen Veränderung der Gehirnzellen. Außerdem bestrahlte man die Versuchstiere mit den gleichen Mikrowellen, die von Handys und schnurlosen Telefonen ausgehen. Anschließend wurden die Fotos der Öffentlichkeit vorgestellt: „Das sind Fotos von nicht bestrahlten Rattenhirnen. Wie Sie sehen, gibt es keine Auffälligkeit, sie sind gesund. Das hier sind Fotos von Rattengehirnen nach der Bestrahlung mit den Mikrowellen. Der Unterschied: Die Gehirne sind übersät mit dunklen Flecken und deutlich geschädigt. Es tritt Flüssigkeit aus den Blutgefäßen aus, verursacht durch die elektromagnetische Strahlung. Proteine (Eiweiße) durchdringen die Blut-Hirn-Schranke, nachdem sie von der Strahlung geöffnet wurde. Proteine gehören ins Blut, nicht ins Gehirn."

Die Wissenschaftler der schwedischen Universität Lund hatten ihre Versuche mit Mikrowellenfrequenzen um 900 und 1800 Megahertz durchgeführt. Das sind exakt jene Frequenzen, die bei den D- und E-Mobilfunknetzen zum Einsatz kommen.

Blutuntersuchung bei Handystrahlung: Mit und ohne memonizer mobile

Einer der signifikantesten Indikatoren für die gesundheitsgefährdende Belastung durch ein pathogenes Milieu ist das Blutbild. In diesem Zusammenhang möchte ich die eindrucksvollen Blutuntersuchungen des Heilpraktikers Ekkehard Scheller vorstellen, die dieser im Heilzentrum Neubeuern durchführte.

Bei dieser Untersuchung wird mittels Dunkelfeldmikroskopie ein Tropfen Blut unter die Lupe genommen – da das Mikroskop über einen speziellen Kondensator verfügt, lassen sich Bewegungen im Blut aufs Genaueste überprüfen. Über einen Monitor vermittelt sich ein Bild voller Leben – zu beobachten sind lange, fast durchsichtige Fäden, die sich über roten, kugelförmigen Objekten mit weißen Ringen bewegen sowie kleine flirrende Pünktchen, die sogenannten Symbionten.

Ausschlaggebend bei der Dunkelfeldmikroskop-Untersuchung ist die Bewegung dieser Symbionten: Stehen wir unter Stress, bewegen sie sich hektisch und schnell, befinden wir uns in einem ausgeglichenen Zustand, verlangsamen sie ihre Geschwindigkeit.

Wird unser Körper z. B. durch Elektrosmog, emotionale Probleme, Übersäuerung usw. belastet, verwandeln sich die Symbionten in krankmachende Bakterien oder Pilze.

Diese Vielgestaltigkeit bzw. Fähigkeit zur Verwandlung von Organismen nennt man in der Fachsprache Pleomorphologie.

Das Verfahren der Dunkelfeldmikroskopie ermöglicht eine exakte Aussage über den mikrobakteriellen Befall des Blutes, die Funk-

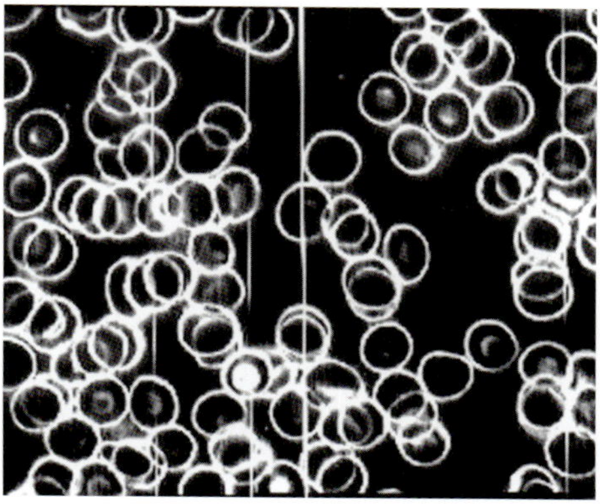

Beim ersten Blutbild sind die roten Blutkörperchen frei beweglich und agil. Sie können problemlos ihre wichtigste Aufgabe erfüllen, Sauerstoff und Nährstoffe in die Zellen zu transportieren sowie Giftstoffe und Abfallprodukte aus den Zellen abzutransportieren.

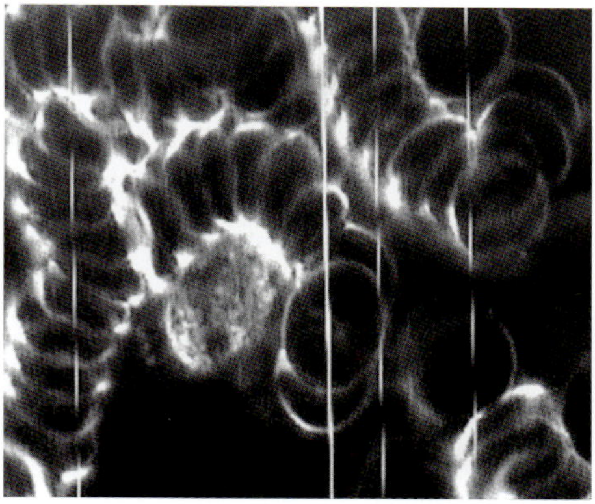

Beim zweiten Bild nach dem Handytelefonat – ohne Einsatz der memonizer – ist eine deutliche Veränderung bemerkbar. Das Blut hat sich verklumpt, die Beweglichkeit ist eingeschränkt, das Blut zeigt eine massive negative Beeinflussung.

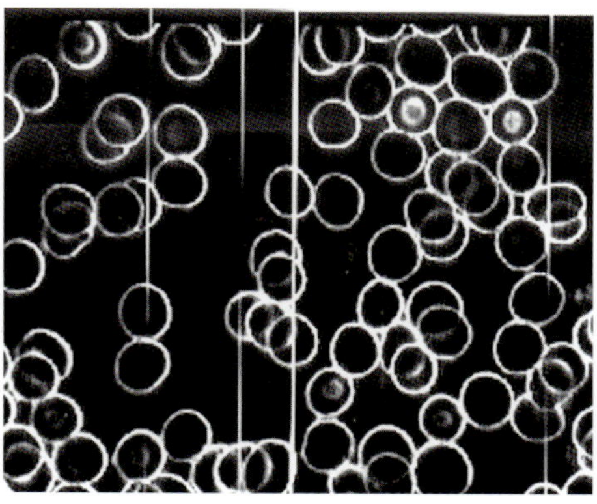

Das dritte Bild entstand nach einem weiteren viertelstündigen Telefonat, diesmal mit einem memon Chip, der in das Handy eingelegt wurde. Das Blutbild ist wieder total in Ordnung, das Blut fließt frei und ohne Einschränkungen.

tionsfähigkeit der Zellen, das Immunsystem und vieles mehr. Um den Schweregrad einer bestimmten Belastung festzustellen oder um Erkrankungen auszuschließen, die nicht im Blut nachweisbar sind, unterzieht der Therapeut die Blutprobe zusätzlich einer radionischen Nachtestung. Mit diesen beiden verschiedenen Verfahren kann er gezielt die Krankheitsursache bestimmen.
In einem Dreifach-Bluttest wurde nun von Ekkehard Scheller die krankmachende Wirkung von Handystrahlen demonstriert: Der Therapeut wählte zwei freiwillige Probanden, die sich vor einem Handytelefonat Blut abnehmen ließen. Ein weiteres Blutbild wurde nach einem 15-minütigen Telefonat erstellt. Ein dritter Bluttest erfolgte nach erneutem 15-minütigem Telefonieren mit dem gleichen Handy, doch dieses Mal mit einem memonizer mobile ausgestattet. Anschließend wurden alle drei Dunkelfeldmikroskop-Bilder miteinander verglichen.

Selbst ein medizinischer Laie kann die geradezu dramatischen Unterschiede bei den Blutbildern erkennen (siehe Seite 93):

Harmonisierung durch den memon Chip

Vor einem Jahr habe ich einen memon Handychip erworben. Ich möchte Ihnen mitteilen, wie zufrieden ich damit bin, und ich ärgere mich, dass ich diesen nicht schon viel früher gekauft habe. Beruflich muss ich leider sehr häufig mit dem Handy telefonieren. Immer habe ich nach langen Telefonaten Kopfweh gehabt und ein „heißes Ohr". Am meisten hat mich gestört, dass ich von diesem Telefonieren wirklich genervt war. Was soll ich sagen? Seit ich den Handychip eingebaut habe, kann mein Handy gar nicht oft genug klingeln, es macht mir gar nichts mehr aus.

Herr A. K. aus München

Der Telefon-Chip arbeitet wie alle anderen memonizer nach dem Interferenzprinzip und löscht die negativen energetischen Strahleneinwirkungen. Die biologischen Regelsysteme im Organismus bleiben dadurch im Gleichgewicht.

Abschließend möchte ich den Heilpraktiker Ekkehard Scheller zu Wort kommen lassen, der nach dem beschriebenen Bluttest der Technologie ein glänzendes Zeugnis ausstellte:

„Beeindruckt hat uns ein Verfahren der Firma memon, wonach die pathogene Schwingung elektromagnetischer Wechselfelder sowie die hochfrequente Strahlung von Handys und DECT-Geräten praktisch ausgeschaltet wird. Es handelt sich hierbei um das memon System, eine innovative und absolut umweltverträgliche Technologie, die bisher sämtlichen komplementärmedizinischen Messungen standgehalten hat. Das memon System verwandelt oder transformiert nun im wörtlichsten Sinne die pathogenen, d. h. naturfremden Schwingungen elektrischer Geräte; insbesondere auch die belastende, hochfrequente Mikrowellenstrahlung, die von Handys und DECT-Telefonen ausgeht. Das heißt: Die pathogenen Informationen werden nicht abgeschirmt oder überlagert (beides Maßnahmen, die sich letztlich als unvollkommen erwiesen haben), sondern mittels einer aktiven, gezielten Einflussnahme vollständig gelöscht.

Dies ist insofern ein verblüffender ganzheitlicher Ansatz, als er für Elektrosmog gleichermaßen gilt wie für Handystrahlung, Wasser, Luft, Kfz-Belastung und geopathische Störzonen … Das memon System pulst ausschließlich im rechtspolaren, das heißt natürlichen und zellverträglichen Abschnitt. In Kombination mit der Löschung der schädlichen Information trägt der memonizer so zu einer weitgehenden, wenn nicht vollkommenen Harmonisierung der belasteten Umgebung bei."

(Auszug aus dem Buch „Candidalismus" von Ekkehard Scheller)

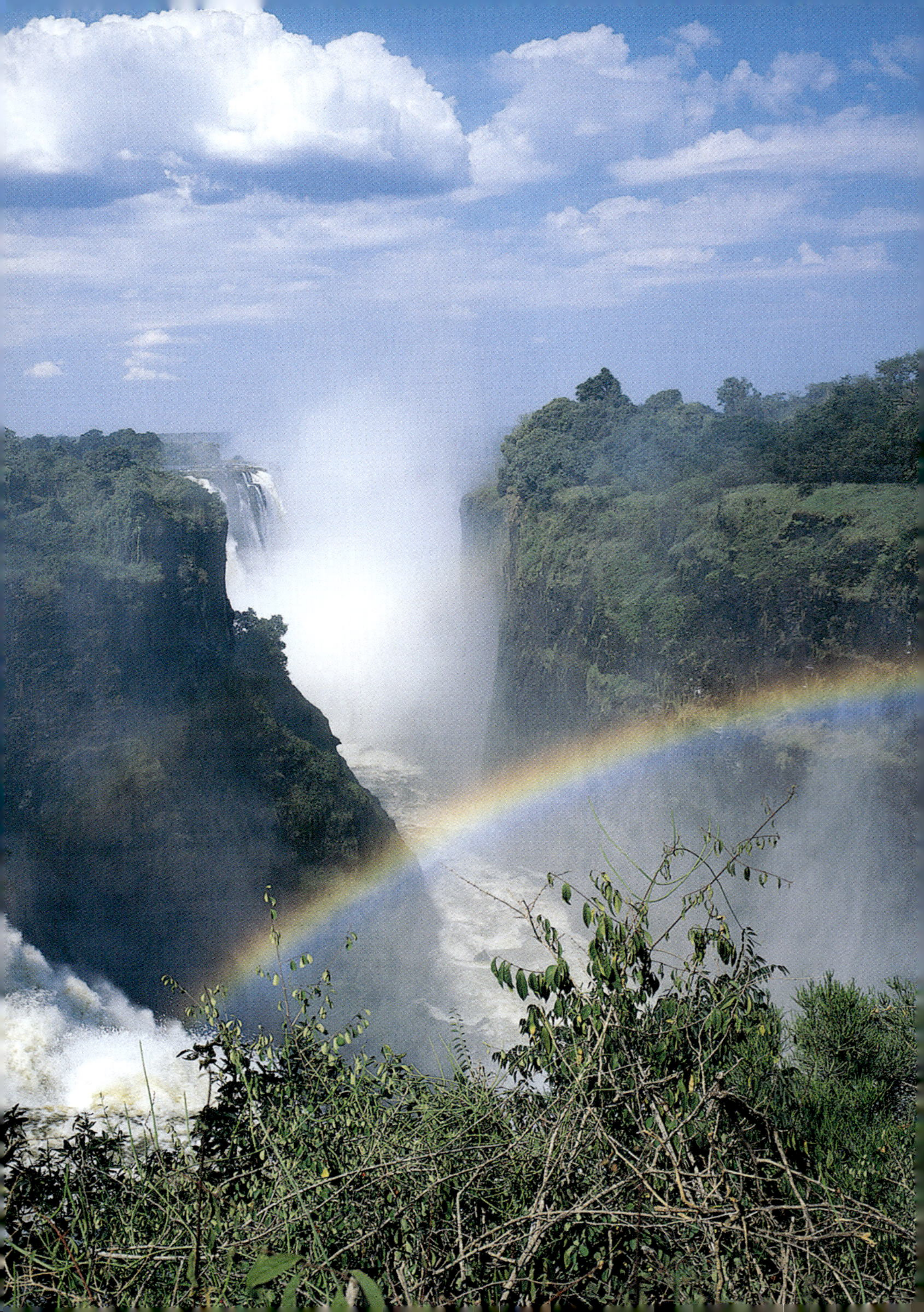

Feinstaub

„Luftverschmutzung kostet jedes Jahr weltweit zwei Millionen Menschen das Leben".

WHO, Weltgesundheitsorganisation

Den wenigsten Menschen ist der Zusammenhang zwischen Elektrosmog und Feinstaubbelastung klar. Doch ehe ich erkläre, wie es zur Verdichtung der Staubpartikel durch elektromagnetische Felder in Innenräumen kommt, möchte ich kurz die öffentliche Diskussion streifen, die sich in jüngster Zeit immer häufiger mit dem dramatischen Anstieg der Feinstaubbelastung befasst. Wohlgemerkt: Hierbei handelt es sich um jenen Feinstaub, der im Freien, und hier vor allem in Ballungsräumen, durch Autoabgase und Industrieanlagen entsteht und der einen nachhaltigen Angriff auf unsere Gesundheit darstellt.

Gesunde Luft besteht aus einem prozentual hohen Anteil an Stickstoff (78 Prozent) und zu einem ca. 20-prozentigen Anteil aus Sauerstoff. Geringe Anteile an Argon, Kohlendioxid und Spuren von Helium, Neon, Methan, Krypton, Stickstoffoxid, Wasserstoff, Ozon, Xenon und von radioaktiven Stoffen ergänzen den Atem-Mix, ohne den wir keine drei Minuten überleben könnten. Wird die Luft durch Schadstoffe wie beispielsweise Kohlenmonoxid, Stickoxid, Schwefeloxid zu stark belastet, verschiebt sich das ausgeklügelte Verhältnis, das zwischen diesen Edelgasen besteht. Das Gleichgewicht der Kräfte wird gestört, die Luft wird verpestet. Unsere Atmungsorgane, angefangen von der Nase bis zu den Lungen, reagieren entsprechend.

Zusätzlich zu den gasförmigen Schadstoffen kommen die Feinstäube, deren dramatische Auswirkungen auf unseren Gesundheitszustand erst in jüngster Zeit an die Öffentlichkeit gelangten.

Feinstäube, das sind feinste, in Mikrometern gemessene Schwebepartikel, die durch Dieselfahrzeuge, durch Hausheizungen und Industrieanlagen permanent in die Luft gewirbelt werden.

Diese festen, mikroskopisch kleinen Teilchen passieren mühelos die Schutzbarrieren von Nase und Rachen – also Flimmerhärchen und Schleimhäute – und gelangen so in die tieferen Atemwege. Hier nisten sie sich in Lungen oder Bronchien ein (Staublunge!). Haben sich nun zum Beispiel Krankheitserreger an die Schwebstaubpartikel angelagert und gelangen sie über die feinen Lungenbläschen in die Blutbahn, können sie dort schlimme Entzündungen verursachen. Tatsächlich verzeichnet die Statistik für Deutschland jährlich bis zu 65 000 Todesfälle, die in letzter Konsequenz durch Feinstaub verursacht wurden. Auch der starke Anstieg von Allergien, Asthma und Herz-Kreislauf-Erkrankungen ist auf die erhöhte Belastung durch Schwebstaub zurückzuführen.

Als besonders verunreinigt gilt die Luft in Teilen Nordrhein-Westfalens, in den Benelux-Staaten, Norditalien und den osteuropäischen Ländern. Und nirgendwo in Deutschland werden die EU-Grenzwerte so oft überschritten wie in München. Hier wird die erlaubte Höchstmenge von 50 Mikrogramm pro Kubikmeter an manchen Tagen um das Doppelte überschritten.

Am 1. Januar 2005 wurden erstmals Grenzwertrichtlinien für die Feinstaubbelastung festgelegt. Dass man jedoch seitens der Kommunen mit der EU-Feinstaubverordnung äußerst lax umgeht, zeigt auch das jüngste Urteil des Europäischen Gerichtshofs: An den nämlich hatte sich ein Münchner Bürger gewandt, um einzuklagen, was im Grunde selbstverständlich sein sollte, nämlich die Einhaltung dieser Grenzwertrichtlinien. Der EU-Gerichtshof gab dem Kläger am 25.07.08 Recht – und das Bundesumweltministerium begrüßte das „den Anwohnern zugesprochene Recht, Kommunen mit übermäßiger Feinstaubbelastung zum Handeln zu bewegen." Unterm Strich heißt das, dass die vorangegangene Verordnung nur eine Farce war, in der sich die einzelnen Ressorts den Schwarzen Peter zuschoben. Wie so oft liegen hier wirtschaftliche und ökologische Interessen im Widerstreit, denn viele Politiker setzen die starken ökonomischen Einbußen, die mit einer Verringerung des Lastgüterverkehrs einhergingen, gegen das Grundrecht auf eine saubere Umwelt.

Dass Grenzwerte und ihre strikte Einhaltung jedoch Sinn machen, beweisen jüngste Studien:

So hat die in London eingeführte City-Maut zu 12 Prozent weniger Feinstaub geführt. Auch in Italien, wo spezielle Fahrverbote gelten, ist die Schwebstaubbelastung gesunken. Und in einer groß angelegten Studie bewiesen Luftexperten, dass sich der Gesundheitszustand der Einwohner von Dublin seit dem Verbot von Kohleöfen deutlich verbessert hat. Das Gleiche gilt für Hongkong, wo man die Emissionen deutlich eingeschränkt hat.

Soweit zum Thema „Feinstaub“, was die Außenluft betrifft. Im folgenden Kapitel möchte ich jedoch auf die Innenraumluft eingehen, die häufig nicht weniger stark belastet ist.

Feinstaubbelastung in Innenräumen

Eine gesunde Raumluft ist unerlässlich für unser Wohlbefinden. Untersuchungen ergaben, dass sich die Menschen in Mitteleuropa zu 80 bis 90 Prozent ihres Lebens in Räumen aufhalten. Zu Hause, im Büro, in Verkehrsmitteln wie Auto, Bus, Bahn, Flugzeug. Grob geschätzt verbringen wir also mehr als drei Viertel unseres Lebens in geschlossenen Räumen – so gesehen macht die Innenraumatmosphäre einen großen Teil unserer Lebensqualität aus.
Ein gutes Raumklima wird durch drei Wohlfühlfaktoren bestimmt: Temperatur, Luftfeuchtigkeit und Luftaustausch. So liegt eine angenehme Raumtemperatur bei 18 bis 23 Grad; die Luftfeuchtigkeit sollte zwischen 40 und 60 Prozent betragen. Und ebenso wie im Außenbereich sollte auch in Innenräumen das Verhältnis der Gase im richtigen Gleichgewicht liegen.

Tatsächlich gibt es jedoch in unseren Haushalten eine Menge Schadstoffquellen, die unser Wohlbefinden beeinträchtigen.

Nehmen wir einmal den Worst Case an, das heißt, versetzen wir uns in den Bewohner eines Hochhauses, das in den frühen Siebzigerjahren erbaut wurde. Damals stand Umweltschutz noch nicht unbedingt auf die Fahnen der Politiker und Bauherren geschrieben und entsprechend sorglos war man bei der Auswahl der Materialien.

Demzufolge sind sowohl Außen- als auch Innenwände unseres Hochhauses aus nicht atmungsaktiven Betonplatten, wodurch der

Luftaustausch gedrosselt wird; die Einbauschränke aus Spanplatten mit Kunststoffüberzug wurden mit Klebstoffen auf Formaldehydbasis verleimt. Formaldehyd ist eine hochgiftige Substanz, die nachweislich krebserregend wirkt; das Gleiche gilt für die Teppich- und PVC-Böden. Für die Isolation und Wärmedämmung verwendete man Asbest, das ebenfalls toxisch und krebserregend ist. Das ganze Environment wird getoppt von einer Klimaanlage, wodurch die Raumgifte gründlich herumgewirbelt werden und das Lüften überflüssig wird. Und last, but not least ist der Bewohner dieses toxischen Eldorados ein starker Raucher, der viel am Computer arbeitet und eine Vorliebe für Hightech-Geräte im Haushalt hat.
Für die Folgeerscheinungen dieser Giftmixtur, in der unser argloser Bewohner seine Tage und Nächte verbringt, hat die Fachwelt längst einen Begriff gefunden:

Sick Building Syndrom heißt die zunächst unspezifisch wirkende Symptompalette, die unser Bewohner wahrscheinlich im Lauf der Jahre entwickeln wird.

Unerwähnt in der Aufzählung dieses krankmachenden Szenarios blieb jedoch ein weiterer wichtiger Faktor, der langfristig einen frontalen Angriff auf seine Gesundheit darstellt: Das sind die elektrostatischen Felder, die sich durch die erwähnten Teppich- und Kunststoffmaterialien bilden, sowie der hausinterne Elektrosmog, der durch Hightech im Haushalt entsteht. Und genau dieser Faktor ist es, der mit all den übrigen Faktoren einen entscheidenden Einfluss auf die natürliche Ionisation bzw. die Luft-Ionen in der Atemluft hat. Und damit kommen wir zum Zusammenhang zwischen elektromagnetischen Feldern und der Entstehung von Feinstaub.

Unter Ionisation versteht man jenen Prozess, bei dem aus einem Atom oder Molekül ein oder mehrere Elektronen entfernt werden, sodass das Atom oder Molekül als positiv geladenes Ion zurückbleibt. Die zweite Variante ist die Anlagerung von Elektronen an ein Atom oder Molekül, sodass ein negativ geladenes Ion (Anion) entsteht. Der Prozess der Ionisation kommt in der Natur vor: Negativ geladene Ionen entstehen durch UV-Strahlen, durch natürliche Radioaktivität oder durch Blitzschläge. War zum Beispiel vor einem Gewitter die Luft durch die dreifache Menge an Plus-Ionen aufgeladen, so bilden sich durch die Entladung (Donner und Blitz) wieder Negativ-Ionen, deren Anteil in gesunder Luft überwiegen sollte. Die Luft am Meer oder im Gebirge ist vor allem deshalb so gut, weil dort zwischen 1000 und 3000 Minus-Ionen pro Kubikzentimeter gemessen werden.

In einem „atmungsaktiven" Zuhause ist das Verhältnis der Minus- zu den Plus-Ionen stimmig, das heißt, die Minus-Ionen überwiegen und der Ionenaustausch funktioniert.

In unserem erwähnten Hochhaus können wir jedoch davon ausgehen, dass der Anteil an Luft-Ionen weit unter 100 pro Kubikzentimeter liegt, denn durch die Klimaanlage wird der Austausch von Innen- und Außenluft behindert. Dazu kommen die elektrostatischen Ladungen durch Kunststoffoberflächen sowie die elektrischen Wechselfelder durch technische Geräte wie Computer, Drucker, Scanner, Kopierer. All das sind „Minus-Ionen-Räuber", die unsere Innenräume zu „luftlosen" Zellen machen. Minus-Ionen sind aber unerlässlich für ein staubminimiertes Milieu: Normalerweise verbinden sich Minus-Ionen bzw. Anionen aufgrund ihrer hohen Anziehungskraft mit Partikeln wie Schwebstaub, Pollen oder Bakterien. Die Anionen werden größer, laden sich positiv auf und ihre Masse nimmt zu. Dadurch werden sie schwerer, sinken und lagern sich am Boden ab, wo man sie leicht entfernen kann. Die elektrostatischen Felder laden nun die Plus-Ionen, die sich mit den gebundenen Schadstoffen nicht mehr am Boden absetzen können. Die Konzentration der Plus-Ionen steigt an, und die Minus-Ionen werden in den oberen Teil des Raums abgedrängt. Kurz gesagt: Dort, wo wir gesunde, reine Atemluft bräuchten, in Mundhöhe, stehen wir knüppeldick in unsichtbaren Staubwolken, verursacht durch eine Verdichtung der Plus-Ionen. Die Folgen sind: diffuses Unwohlsein, Kopfschmerzen, Bronchitis, chronischer Husten, Augenbrennen, Asthmaanfälle, allergische Erkrankungen, Kreislaufkomplikationen, Lungenkrebs und nicht zuletzt eine verminderte Lebenserwartung.

Mit am stärksten betroffen von dieser Art „dicker Luft" sind die gläsernen Büropaläste unserer Innenstädte, wie der Baubiologe Dr. Werner Kaufmann eindrucksvoll beschreibt: „Jeder Lichtstrahl, der auf Glas trifft, jedes Lichtquant schlägt Elektronen aus dem Glas. Jede kosmische oder terrestrische Strahlung, die auf Baumaterial trifft, schlägt aus dem Baustoff Strahlung heraus. Wenn wir jetzt in solchen Räumen keine Naturluft von außen bekommen, sondern die Luft immer nur umpumpen, filtern, waschen und wieder durch Metallrohre pusten, dann haben wir keine lebende Luft, sondern wir haben zwar Luft mit Sauerstoff, befeuchtet und gewaschen, aber diese kommt nun verladen in einen Raum, der ebenfalls verladen ist, nämlich hauptsächlich durch Kunststoff."

Wiederherstellung eines gesunden Raumklimas

Für die Wiederherstellung eines angenehmen Raumklimas sind also zweierlei Maßnahmen nötig: Zum einen muss das durch elektromagnetische Felder gestörte Milieu entstört und zum anderen der natürliche Ionenfluss wiederhergestellt werden, damit sich der Feinstaub wieder am Boden absetzt. Es wurde also ein memonizer entwickelt, der die Komponenten des Luft-Ionisators mit dem memonizer e-smog vereint. Der memonizer combi setzt den negativen Ionenfluss in Gang und ist dadurch in der Lage, Umweltgifte, Pollen, Staub und Feinstaub zu binden, die Keimzahlen zu verringern und den krankmachenden Dunst in Landluftqualität umzuwandeln und zu harmonisieren. Dank seiner bioenergetischen Schwingung kann dieses Gerät das Luft-Ionenverhältnis eines Raumes zugunsten der wichtigen Minus-Ionen verschieben. Der dadurch renaturierte Minus-Ionenfluss ist für den Abtransport von Viren, Keimen und Feinstaub in der Luft verantwortlich. Um die positive Veränderung des Raumklimas durch den memonizer zu messen, wurde ein hochempfindliches Partikelmessgerät eingesetzt, das in der Lage ist, Partikelgrößen von 0,3 Mikrometern zu bestimmen.

Das verwendete Messgerät A 2400 der Firma Met One wird auch in Operationssälen und in der Forschung und Entwicklung zur Überwachung der Partikelanzahl verwendet (Reinraummessung). In einer Versuchsreihe des Energielabors für bioenergetische Produkt- und Warentestung wurden jeweils 100 Messungen vor und nach Einsatz des memonizers in fünf verschiedenen Gebäuden durchgeführt. Im Durchschnitt lautete das Ergebnis: Die Anzahl der Feinstaubteilchen und Keime konnte durch den Einsatz des memonizer combi um bis zu 83 Prozent reduziert werden.
Nimmt man die Wertetabelle des Instituts St. Blasius für angewandte Präventivmedizin in Lugano als Vergleich, ergibt sich, dass in allen gemessenen Gebäuden die Einstufung der Konzentrationen von Luftpartikeln durch den Einsatz des memonizers jeweils auf ein deutlich niedrigeres Niveau gesenkt werden konnte. Vormals mit „starke gesundheitliche Auswirkungen“ (Stufe 4) ein-

gestufte Partikel-Konzentrationen konnten mindestens um eine Stufe, meist jedoch um zwei Stufen auf „kaum gesundheitliche Auswirkungen" (Stufe 1) gesenkt und vormals mit „vermehrt gesundheitliche Auswirkungen" (Stufe 3) eingestufte Partikel-Konzentrationen konnten auf „keine gesundheitlichen Auswirkungen" (Stufe 0) gesenkt werden.

Besonders eindrucksvoll zeichnen sich die Ergebnisse ab, die der Einbau des memonizer combi in der Tierwelt bewirkte: Vor mir liegt eine wissenschaftliche Untersuchung mit dem spröden Titel **„Studie über Veränderungen vor und nach Einbau der memon Umwelttechnologie bei Junghennen"**. Es handelt sich um eine Abhandlung des Schweizer Agraringenieurs Willy Baumann, der an verschiedenen Hühnerfarmen testete, wie sich das Verfahren von memon auf die Aufzucht und die Legeleistung des Federviehs auswirkt.

Verglichen mit der Wertetabelle des Institutes St. Blasius ergab sich folgende Auswertung

	Objekt 1		Objekt 2		Objekt 3		Objekt 4		Objekt 5	
	Ohne	Mit	Ohne	Mit	Ohne	Mit	Ohne	Mit	Ohne	Mit
	memonizer		memonizer		memonizer		memonizer		memonizer	
0						x		x		x
1		x					x		x	
2					x					
3				x						
4	x		x							
5										

0 = keine gesundheitlichen Auswirkungen
1 = kaum gesundheitliche Auswirkungen
2 = wenig gesundheitliche Auswirkungen
3 = vermehrt gesundheitliche Auswirkungen (Reizungen der Atmungsorgane)
4 = starke gesundheitliche Auswirkungen (Erkrankungen von Herz- Kreislauf-Lungen-Gefäßsystem
5 = sehr starke gesundheitliche Auswirkungen (Erkrankungen von Herz- Kreislauf-Lungen-Gefäßsystem

Herr Baumann beschäftigt sich seit Jahrzehnten mit ganzheitlichen Konzepten der Tierhaltung, vor allem im Bereich der Geflügelzucht. Nach seinen Erfahrungen gibt es auf diesem Gebiet ein gravierendes Problem: Eine enorm starke Staubbildung innerhalb der Hühnerställe. Diese ist, wie Herr Dochow feststellen konnte, auf das veränderte Verhältnis der Luft-Ionen z. B. durch Elektrosmog zurückzuführen. Hinzu kommen in vielen Fällen schädigende Einflüsse durch geopathische Zonen.

Willy Baumann untersuchte achtzehn Wochen lang sechs Junghennen-Aufzuchtbetriebe. Bei drei Betrieben waren je ein memonizer combi und water eingebaut worden, bei den übrigen nicht. Es stellte sich heraus, dass sich die Sterberate bei den Betrieben mit memonizer um sensationelle 49 Prozent verminderte!

Untersucht wurde ferner die Legeleistung von 5500 Hennen vor und nach dem Einbau des memon Systems. Baumann: „Ab der 35. Alterswoche legten die Hühner mehr und größere Eier als je eine Herde zuvor und sogar mehr als die Standardlegekurve der Zuchtorganisation vorgab. Diese Daten zeigen einen deutlichen Einfluss der Harmonisierung der Umweltbedingungen auf die Leistungsbereitschaft und das Wohlbefinden der Tiere. (...) Der Einbau der memonizer bewirkt eine erhebliche Verbesserung der verschiedenen Umweltbedingungen.

In allen Betrieben trinken die Tiere mehr Wasser und es erhöht sich die Leistung und/oder vermindert sich der Futterverbrauch. Daraus resultiert eine bessere Futterverwertung. In allen Stallungen reduziert sich auch die Staub- und Geruchsbelastung nach dem memonizer-Einbau."

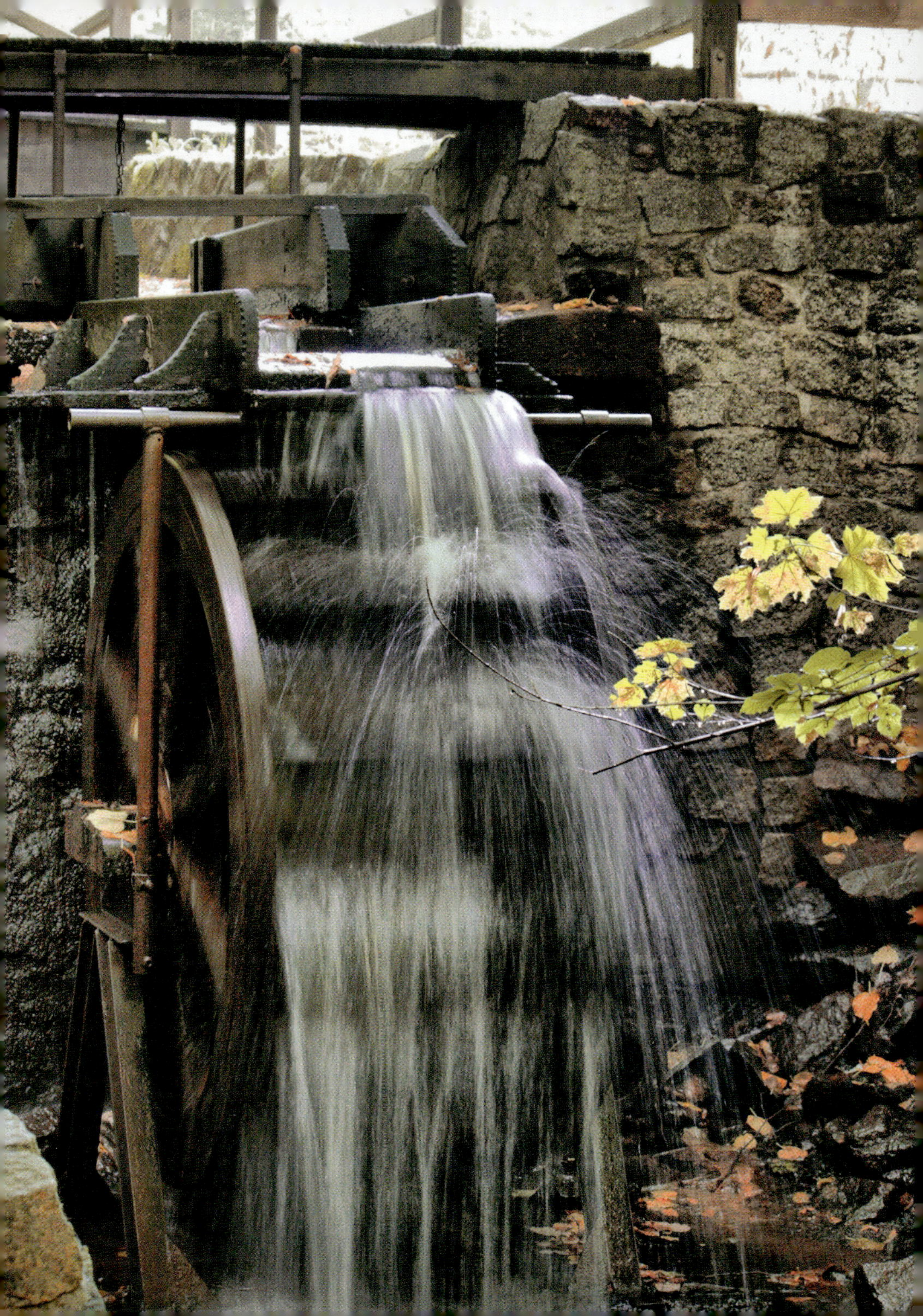

Wasser

„Seit meinen ersten dokumentarischen Aufnahmen im Januar 2005 ist nun ein Jahr vergangen, doch nach wie vor zeigt das Wasser die gleichen formschönen Strukturen. Das gibt mir Hoffnung, denn sollte sich die memon Methode dauerhaft als gesunde und angemessene Informationsmethode konstituieren, so ist ein wesentlicher Schritt getan auf dem Gebiet der Renaturierung und Selbstheilung dieses kostbarsten Elements unserer Erde."

Bernd Bruns (Wasserforscher und Autor)

Das faszinierendste Element unserer Erde ist das Wasser. Insgesamt achtzig Anomalien zählten die Naturwissenschaftler, Verhaltensweisen des Wassers, die sich jeder Logik entziehen und die doch, aufs Ganze gesehen, vollkommen schlüssig sind. Jeder einzelne Wassertropfen birgt eine Unzahl von Geheimnissen, deren eine die Fähigkeit ist, den feinstofflichen Gehalt einer Materie zu speichern und als Schwingung abzugeben. Doch ganz abgesehen davon ist Wasser unser wertvollster Rohstoff, unser wichtigstes Nahrungsmittel und neben Sauerstoff auch der wichtigste Überlebensfaktor für Mensch, Tier und Pflanze. Wasser ist sowohl Ursprungsort als auch Bestandteil aller irdischen Lebensformen.

Gesundes natürliches Wasser ermöglicht die Kommunikation zwischen den Zellverbänden eines Organismus und sorgt für den Transport von Nährstoffen, unter anderem der lebenswichtigen Vitamine.

Es ist zuständig für die Versorgung der Körperzellen mit Sauerstoff, für die Aufrechterhaltung des osmotischen Drucks und die Regulierung des Temperaturhaushalts. Darüber hinaus befördert es Gift- und Schlackenstoffe aus dem Körper und ist damit das effektivste Abführmittel, das wir kennen. So kann Wasser gegen Übergewicht helfen und das Aussehen verbessern. Studien zeigen, dass Menschen, die viel gesundes Wasser trinken, weniger Hunger verspüren.

Schon das Trinken eines halben Liters Wasser aktiviert den Stoffwechsel und verbessert damit die Durchblutung der Haut. Ein Forscherteam der Charité Berlin belegt diese Veränderungen erstmals in einer Studie. Bereits zehn Minuten nach dem Trinken wirkt die Haut besser durchblutet, rosiger, frischer.

Dieser Vitalisierungseffekt macht sich langfristig in einem besseren Aussehen der Haut bemerkbar. Hierbei ist es wichtig, dass das Trinkwasser kohlensäurefrei und mineralarm ist (also kein Mineralwasser).

Ausschlaggebend für den vitalisierenden Effekt sind die im Wasser enthaltenen Kolloide. Bei einem Kolloid handelt es sich um ein System von Clustern oder kleinen Festkörpern, die innerhalb eines Mediums – in unserem Fall des Wassers – verteilt sind. Sie sind so winzig, dass man sie nicht einmal unter einem Mikroskop erkennen kann, doch sie haben eine wichtige Funktion bei der Beseitigung von Schadstoffen. Auch bei der Eliminierung von Giften aus kontaminierten Böden kommt den mikroskopisch kleinen Kolloiden eine immense Bedeutung zu.

Wasser ist aber, wie eingangs erwähnt, vor allem ein Informationsspeicher. Das bedeutet: Alle im Wasser enthaltenen Schadstoffe bleiben in ihrer Schwingungsenergie erhalten und werden so in den Körper transportiert. Gutes, reines Wasser ist also ein wunderbares Lebenselixier. Wasser hingegen, das einmal Schadstoffe enthalten hat, ist der Gesundheit abträglich und sollte unbedingt gereinigt, entgiftet, harmonisiert werden, um seinen ursprünglichen Aufgaben wieder gerecht zu werden.

Schadstoffe im Wasser

Für die Trinkwasserversorgung wird dem Wasserkreislauf sogenanntes Rohwasser entnommen. Es besteht etwa zu zwei Dritteln aus Grund- und zu einem Drittel aus Oberflächenwasser, nämlich aus Seen, Talsperren und dem Uferfiltrat von Flüssen.

Abflüsse aus Mülldeponien und Abwässer von Fabriken stellen zwei der größten Bedrohungen in und um die primäre Wasserquelle dar. Besonders Flusswasser ist oft erheblich belastet durch Pestizide, Nitrat und Schwermetallionen.

Die Belastung des Wassers kann auch durch alte Verteilungsleitungen verursacht werden. Hier kommt es zwischen dem Material der Rohre und dem Wasser zu heftigen chemischen Reaktionen. Diese Kontamination z. B. durch Bleileitungen und Lötstellen kann die gesundheitsfördernde Wirkung des Trinkwassers erheblich einschränken.
Das Wasser muss also aufbereitet werden, bevor es trinkbar ist. Bei der Aufbereitung von Rohwasser zu Trinkwasser sind rund fünfzig chemische Zusatzstoffe zugelassen (u. a. Chlor, Chlordioxyd, Salz- und Schwefelsäure). Nach der Aufbereitung dürfen laut Gesetzgeber viele dieser Zusatzstoffe innerhalb bestimmter Grenzwerte noch im Leitungswasser vorhanden sein; regelmäßige Untersuchungen sollen die Einhaltung dieser Grenzwerte garantieren. Unberücksichtigt bei diesen Untersuchungen bleiben jedoch häufig die im Wasser vorhandenen chemischen Gifte wie Pestizide und Fungizide. Auch Medi-

kamentenrückstände, Beta-Blocker oder Hormonderivate (z. B. die Antibabypille) werden in der Regel nicht herausgefiltert. Selbst radioaktive Substanzen dürfen mit bis zu 100 Becquerel pro Liter im Trinkwasser enthalten sein! (Der natürliche Wert liegt bei 0,5 Becquerel pro Liter Wasser). Es scheint also, dass im schlimmsten Fall durch unsere Wasserleitungen wahre Gift-Cocktails in die Wohnungen strömen und belastende Toxine in unseren Körper gelangen.

Dass Mineralwasser keine wirkliche Alternative ist, belegt eine aufschlussreiche Untersuchung der Organisation „GWG Wasser & Gesundheit“ (GWG Gesellschaft Wasser & Gesundheit mbH, Friesenheim): „Wasser, wie es von unserem Organismus benötigt wird, ist von Natur aus mineralarm und wenig oxidiert. So ein natürliches, mineralarmes Wasser ist in der Lage, Nährstoffe zu den Zellen hinzuführen und Schlackenstoffe aufzunehmen ...

Entgegen allen werbetechnischen Raffinessen besitzen unsere in einer Vielfalt angebotenen Mineralwässer nicht die Eigenschaften eines natürlichen Quellwassers. Die Anreicherung mit anorganischen Mineralien stellt mit den unverwertbaren Stoffen, die den Organismus ohnehin schon belasten, eine zusätzliche Gefahr dar. – Die wenigen am Markt erhältlichen sogenannten „Stillen Wässer“ sind teilweise überteuert und durch die Kommerzialisierung nicht mehr das, was sie an der Quelle ursprünglich einmal waren. Die Folgen der Umweltbelastung haben sich mittlerweile auch hier bemerkbar gemacht. Als sinnvolle Alternative bleibt hier nur die häusliche Wasser-Aufbereitung.“

Feinstoffliche Belastungen

Bei dieser Wasser-Aufbereitung kommt es jedoch nicht nur darauf an, die enthaltenen Schadstoffe herauszufiltern. Denn auch wenn dies geschehen sollte – die Information eines Schadstoffes bleibt dennoch enthalten. So gesehen ist es eminent wichtig, diese Information zu eliminieren. Das geschieht, wie bereits mehrfach erwähnt, z. B. über destruktive Interferenz.

Das weiß auch der schon mehrfach zitierte Physiker Dr. Siegfried Kiontke:

„Wenn das Wasser einmal chemisch unbedenklich ist und auch keine biologischen Belastungen (Bakterien, Viren, Schimmel) mehr enthält, muss es noch lange nicht biophysikalisch unbedenklich sein, da die Informationen von früheren Belastungen einen störenden Einfluss ausüben können.

Das beweisen Erfahrungen mit Patienten, die auf einen im Wasser enthaltenen Stoff auch dann noch allergisch reagierten, wenn das Wasser vollständig gereinigt wurde und der Stoff chemisch nicht mehr nachweisbar war. Erst nach der Behandlung des Wassers mit einer durchgeführten Informationslöschung konnten die Patienten es ohne Beschwerden trinken.
Außer diesen von früheren Stoffen und Organismen stammenden informativen Belastungen gibt es natürlich auch die direkt aufgeprägten, aus der Umwelt kommenden elektromagnetischen Belastungen, die man unter dem Stichwort „Elektrosmog“ zusammenfassen kann. Von allen diesen Belastungen sollte das Wasser befreit werden.“

Experimente: Wasser und Schwingungsenergie

Dass Wasser ein Informationsträger ist, der die Schwingungsenergie von Körpern bzw. Stoffen empfängt, speichert und überträgt, mag hier über die Verfahrensweise der homöopathischen Medizin erklärt und belegt werden. In der Homöopathie nämlich wird ein fester Stoff so lange im Wasser „verdünnt" und „geschüttelt", bis er als Stoff nicht mehr nachweisbar ist. Man nennt diesen Prozess Potenzieren. Der Clou ist: Die so entstandene „reine Information" (z. B. Arsen in einer 10 000er Potenz; der Stoff als Stoff ist also nicht mehr vorhanden) wirkt! Eine homöopathische „Gabe" besteht also im Grunde mehr oder weniger aus der Schwingungsenergie oder dem feinstofflichen Gehalt eines im Wasser gelösten Stoffes. Doch nicht nur das Wasser scheint, und dies belegen die Experimente des japanischen Alternativmediziners Masaru Emoto, mit seiner eigenen Schwingungsenergie unmittelbar auf die Schwingungsenergie von Musik, Worten bzw. Gefühlen zu reagieren.

Emoto fotografierte mit großer Akribie Wasser-Kristallstrukturen unter dem Mikroskop, die sich bei bestimmten Klängen oder Worten formten.

Und machte dabei die erstaunliche Feststellung, dass sich die Wassertropfen wie in einer Art Tanz zu wunderschönen Kristallen von großer harmonischer Klarheit oder zu verzerrten hässlichen Formen fügen, je nachdem, was gesungen, gesagt oder gedacht wurde. Weltweit erregte der Japaner mit diesen Fotos großes Aufsehen.

Diese erstaunliche emotionale Reaktionsfähigkeit des Wassers bestätigen auch die Untersuchungen des bekannten Dokumentarfilmers und Sachbuchautors Clemens Kuby. In seinem Buch „Heilung – das Wunder in uns" beschreibt er, wie er und sein Team in einem Spezial-labor Proben von Bodenseewasser untersuchten. Einer der Teilneh-

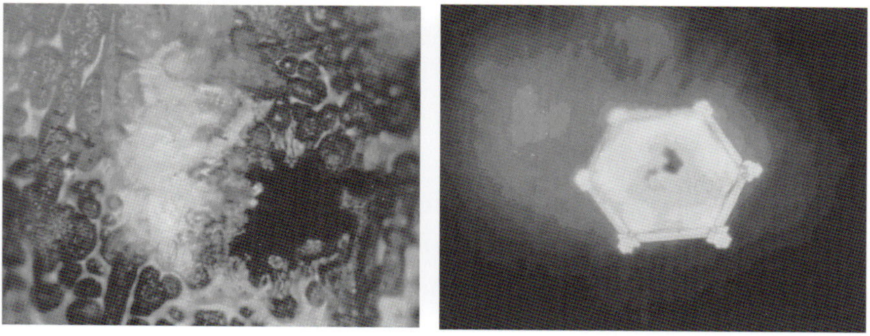

Münchner Leitungswasser vor der Harmonisierung mit memon (links) und nach der Harmonisierung mit memon (rechts). Das Kristallbild des memonisierten Leitungswassers zeigt eine Schildkrötenform.

Masaru Emoto äußert sich dazu folgendermaßen: „... Nachdem wir viele Aufnahmen gemacht hatten, konnten wir bestätigen, dass Kristalle von Wasser mit einer hohen Immunitätskraft immer eine solide Schildkrötenform aufweisen ..."

(Aus „Die Botschaft des Wassers, Bd. 1" von Masaru Emoto, Koha Verlag)

mer nahm ein Glas dieser Proben in die Hand und sagte: „Du bist ein wunderbares Wasser, kristallklar, von höchster Qualität, ich liebe dich." Die Worte „Ich liebe dich" wurden zusätzlich auf ein Etikett geschrieben und auf das Glas geklebt. Dann nahm dieselbe Person ein zweites Glas Wasser und sagte: „Du bist verseuchtes, dreckiges, stinkendes Abwasser, ich hasse dich." Auch hier wurde der letzte Satz notiert und aufgeklebt.

Im Gegensatz zu Professor Emoto, der das von ihm ähnlich behandelte Wasser schockgefrieren ließ, ehe er es fotografierte, wurden beim Kuby-Experiment die feinstofflichen Teile aus den Wasserproben herausdestilliert, dann ließ man es bei Raumtemperatur kristallisieren. Die Fotos dieser Kristalle, vierhundertfach vergrößert, waren nicht minder verblüffend als die von Masaru Emoto:

Das „geliebte" Wasser wies wunderschöne harmonische Strukturen auf, die wie Tannenzweige aussahen. Das „gehasste" Wasser hingegen wirkte trist wie ein Stadtplan.

Ein drittes, völlig unbeeinflusstes Wasser zeigte ebenfalls eine zerfahrene Struktur.
Auch Professor Bernd Kröplin von der Universität Stuttgart bewies in mehreren Experimenten, dass Wasser kein neutrales, sondern ein mit einer geradezu unglaublichen Reaktionsbildung begabtes Element ist. Er und sein Forscherteam untersuchten Wasserproben aus aller Welt: Hierbei ließ man jeweils einen Tropfen der unterschiedlichsten Wässer auf dem Objektträger eines Mikroskops verdunsten – diesmal ganz ohne irgendwelche emotionale oder sonstige Beeinflussung. Hierbei zeigte sich, dass jedes Wasser ein ganz individuelles „Gesicht" hat: Wasser aus Peru zum Beispiel zeigte braungelbe konzentrische Kreise, Wasser aus einem elsässischen Brunnen hingegen fein verästelte Strukturen. Kröplin ist überzeugt, dass diese unterschiedlichen Muster kein Zufall sind, sondern der Beleg für die Fähigkeit des Wassers, Informationen zu speichern. Je nachdem, welche Informationen es enthält, bildet es nach dem Verdunsten unterschiedliche Formen. „Wasser hat ein Gedächtnis", sagt Kröplin, es „weiß", woher es kommt. „Wir sehen in den Anordnungen einen Fingerabdruck des Wassers." Im Zuge seiner Experimente stellte Kröplin weitere Beobachtungen an:

Er stellte Tropfen-Bilder her, nachdem er das Wasser kurz dem elektromagnetischen Feld eines Handys ausgesetzt hatte. Danach zeigten seine Mikroskopbilder besonders deutlich erkennbare, in ihrer Vielfalt jedoch sehr eingeschränkte Strukturen.

Kröplin sichtlich überrascht: „Das Wasser hat behalten, was mit ihm passiert ist, auch nachdem man das Handy weggenommen hat." Das, was den Naturwissenschaftler jedoch aufs Höchste erstaunte und überdies für einen gehörigen Wirbel in der Fachwelt sorgte, war folgende Tatsache: Die untersuchten Wassertropfen reagierten immer wieder anders, je nachdem, welche Person aus seinem Team die Untersuchung unter dem Mikroskop vornahm. Er stellte fest: „Der trocknende Tropfen erzeugt wie ein Spiegel das Bild des Experimentators. Wir sehen an den Bildern, dass es eine Kommunikation zwischen der Person und der Flüssigkeit geben muss, allerdings eine immaterielle, denn keiner hat je die Flüssigkeit berührt."

Auch vom Institut für Statik und Dynamik der Luft- und Raumfahrtkonstruktionen (Universität Stuttgart) wurden mehrere Untersuchungen durchgeführt. Den Ergebnissen zufolge hinterlassen technische Geräte nachweisbare Spuren und Bilder im Wasser. Es zeigt sich, dass das Wasser im menschlichen Körper auf Ultraschall, Mikrowelle und Röntgenstrahlen mit „Stressbildern" reagiert!
Dieses Forschungsergebnis wird von der Fachwelt sehr ernst genommen. An einigen Universitäten wurden eigens Wasserforschungsgruppen gebildet, die dieses Phänomen genauer untersuchen sollen.

Wasserharmonisierung

„… Bedingt durch eine Mandelentzündung erhielt ich eine Überdosis Antibiotika. Das Resultat: 19 weiße Hautflecken an den Beinen mit einer Größe bis zu 2 Zentimetern. Weder mein Hausarzt, noch zwei Hautärzte konnten mir helfen. Die Diagnosen lauteten übereinstimmend: Antibiotika-Ablagerungen in dem Gewebe unter der Haut – keine Möglichkeit, diese zu entfernen. Ein memon Mitarbeiter empfahl mir anlässlich eines Gespräches, es doch mal mit memon Wasser zu versuchen.
Ich kann Ihnen zu dieser Erfindung nur gratulieren. Dieses Wasser ist ganz offensichtlich tatsächlich in der Lage, gravierende Ablagerungen im Körper zu lösen. Nach sechs Wochen Flüssigkeitsversorgung mit memon Wasser (täglich 2,5 Liter) verschwanden sämtliche Hautflecken – sehr zur Überraschung meines Hausarztes. Dieser will sich nun selbst den memonizer water anschaffen."

Tatjana U.

Während viele Wasseraufbereitungsgeräte das Wasser lediglich durch eine andere, meist zu hohe und nicht der wassereigenen Frequenz entsprechende Schwingungsenergie überlagern, ist der memonizer water in der Lage, die Schadstoffinformationen vollkommen zu löschen.

Durch das Mittel der destruktiven Interferenz wird das Wasser in seiner eigentlichen Struktur reharmonisiert und zur „Selbstheilung" angeregt. Das Ergebnis ist ein Wasser, das in seiner kristallinen Struktur dem Quellwasser aufs Haar gleicht.

Das bestätigt auch der Wiesbadener Wasserexperte Bernd Bruns: „Als Forscher, der sich seit langen Jahren mit den inneren Gesetzmäßigkeiten des Wassers beschäftigt, bin ich naturgemäß skeptisch, sobald ich ein neues Energetisierungsgerät an meine Wasserleitung anschließe. Zu häufig haben die Versprechungen nicht gehalten, die im Beipack der Geräte lagen. Viele der von mir geprüften Wassertropfen schienen mir immer wieder aufs Neue zu beweisen: Die komplexe Vielschichtigkeit des Schöpfungsplans, die natürliche Vollkommenheit der einzelnen Elemente und ihre Reaktionsweise miteinander wird für uns Menschen wohl für immer ein tiefes Geheimnis bleiben … Dennoch hat mich eine bestimmte Verfahrensweise der Wasserharmonisierung in ihrer Wirkung sehr verblüfft.

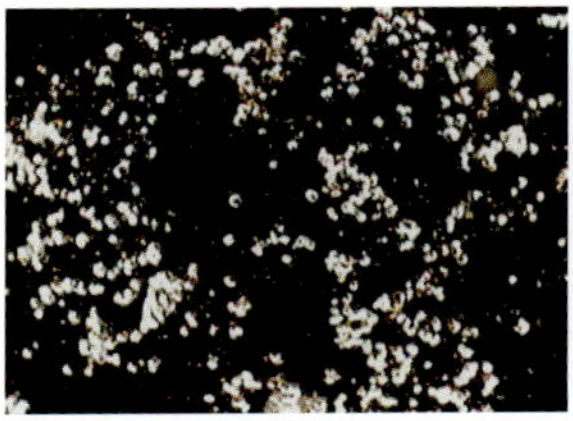

Leitungswasser ohne memon

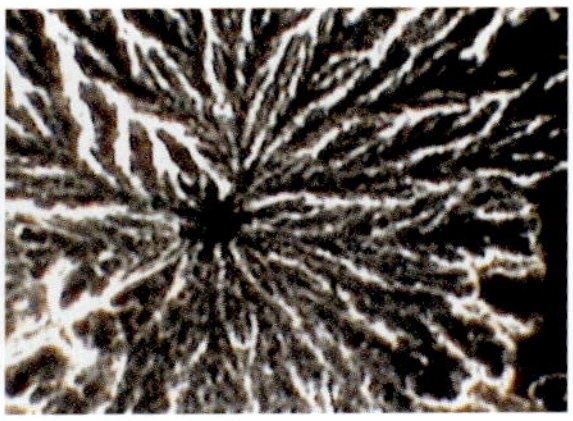

frisches Quellwasser

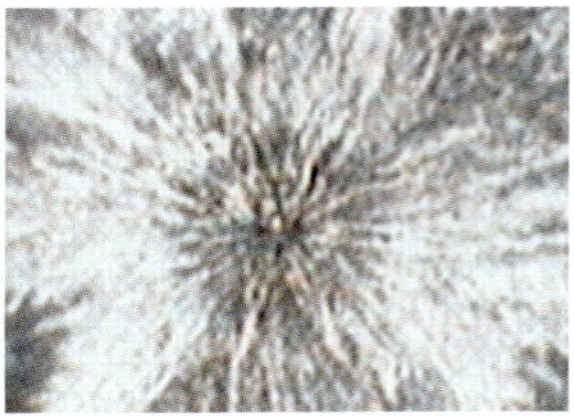

Leitungswasser mit memon

Es handelt sich hier um eine innovative Technologie, deren inneres Prinzip in einer nahezu vollkommenen Löschung der feinstofflichen Schadinformationen besteht und entsprechend erstaunliche Formen und Strukturen in das so harmonisierte Leitungswasser zaubert.

Diese Strukturen ähneln in ihrer feinen und kristallinen Ausformung jenen, die ich in reinem Quellwasser entdeckte – eine prachtvolle Unterwasserwelt mit bunten Algen und Korallen von immenser Leuchtkraft und Farbenfülle. Anders gesagt: Die so gewonnene Information des Wassers entspricht nahezu perfekt dem Schwingungsmuster natürlich gereiften „guten" Wassers ...

Dass das Prinzip der Wasserharmonisierung, wie sie von memon praktiziert wird, überraschend positive Resultate erzielt, zeigen nicht zuletzt die Messungen, die durch die Medizin- und Rehatechnik Bautzen MEDICA vorgenommen wurden. Die MEDICA arbeitet mit dem sogenannten ihealth-System, mit dem man die Trinkwasserqualität in ihrer Wirkung auf den Organismus feststellen kann. Im Test wurde festgestellt, „... dass dem ganz normalen Leitungswasser die Energie und Frische von Quellwasser zurückgegeben wird und dem Wasser aufgeprägte schädliche Informationen beseitigt werden. Die mit ihealth gemachten Messungen belegen die ausgezeichnete Harmonisierung des Meridiansystems durch das tägliche Trinken von memonisiertem Wasser."

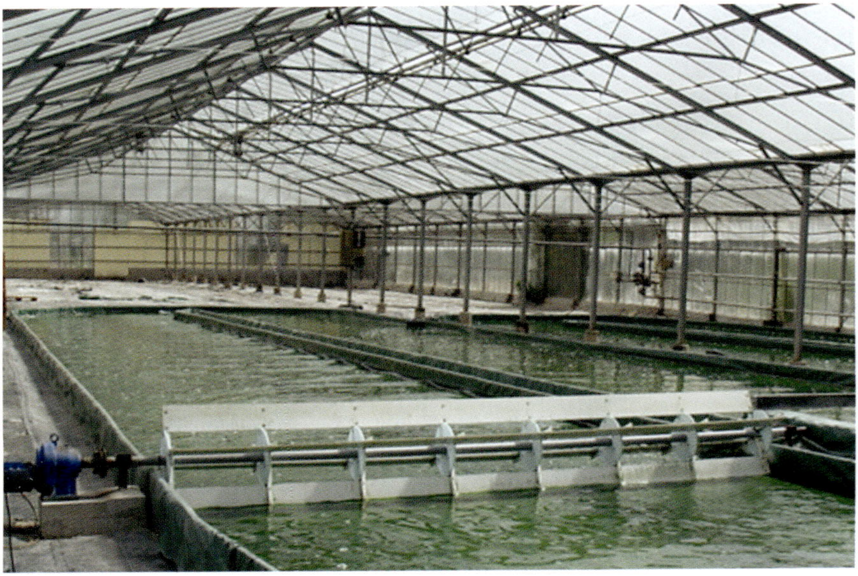

Bei der Aufzucht von Spirulina gibt es viele Faktoren zu beachten. Die Firma Traverse hat dank des Einsatzes der memonizer qualitativ und quantitativ eine deutlich bessere Ernte als im sonnenreichen Jahr 2006 erzielt.

Bestätigung für ihr Verfahren erfuhren die Hersteller auch durch ein Beispiel aus der Pflanzenwelt: Die Spirulina Alge gilt als die bekannteste und therapeutisch wirksamste Süßwasseralge der Welt. Mit ihren über 100 Nährstoffen zählt sie zu den reichhaltigsten und vollständigsten natürlichen Nährstofflieferanten. Die mikroskopisch kleine Alge besteht zu 60 Prozent aus Eiweiß mit allen acht essenziellen Aminosäuren in einem ausgewogenen Verhältnis. Sie ist reich an Beta-Karotin, Chlorophyll, Selen, Eisen, Vitamin B12, Kohlenhydraten und ungesättigten Fettsäuren sowie leicht verwertbaren Mineralstoffen und Spurenelementen. So ist sie eine ideale basische Nahrungsergänzung, die das Immunsystem stärkt und als besonders empfehlenswert bei Schwangerschaft, Stillzeit, Fastenkuren und Stress-Situationen gilt.

Einer der größten Spirulina Aufzuchtbetriebe in Frankreich machte 2007 nach einem Bericht der Zeitschrift „Natürlich Gesund“

ein interessantes Experiment: Als Jean-Louis Traverse, der Chef der gleichnamigen Firma, von der Wirkung des memon Systems hörte, ließ er es in seiner Algenfarm installieren. Das Wachstum der Alge ist stark vom Licht, der Temperatur und vor allem von der Wasserqualität abhängig. Die Bestnote, die von den französischen Behörden für die Algenqualität vergeben wird, beträgt zehn. Bevor die memon Technologie in dem mit herkömmlichem Wasser versorgten Traverse-Betrieb eingebaut wurde, lag der Wert der Algen bei vier.

Nachdem die memonizer installiert worden waren, konnte gleichsam über Nacht eine unmittelbare Verbesserung der Spirulinaqualität gemessen werden.

Bereits einen Monat später erreichte die Qualität der Alge die Höchstnote zehn. Zusätzlich lag die Menge der geernteten Biomasse deutlich höher als die im klimatisch günstigeren Vorjahr. Festgestellt wurde ferner, dass sich der Geschmack der Algen verbessert hatte, er war milder und nicht mehr so penetrant.

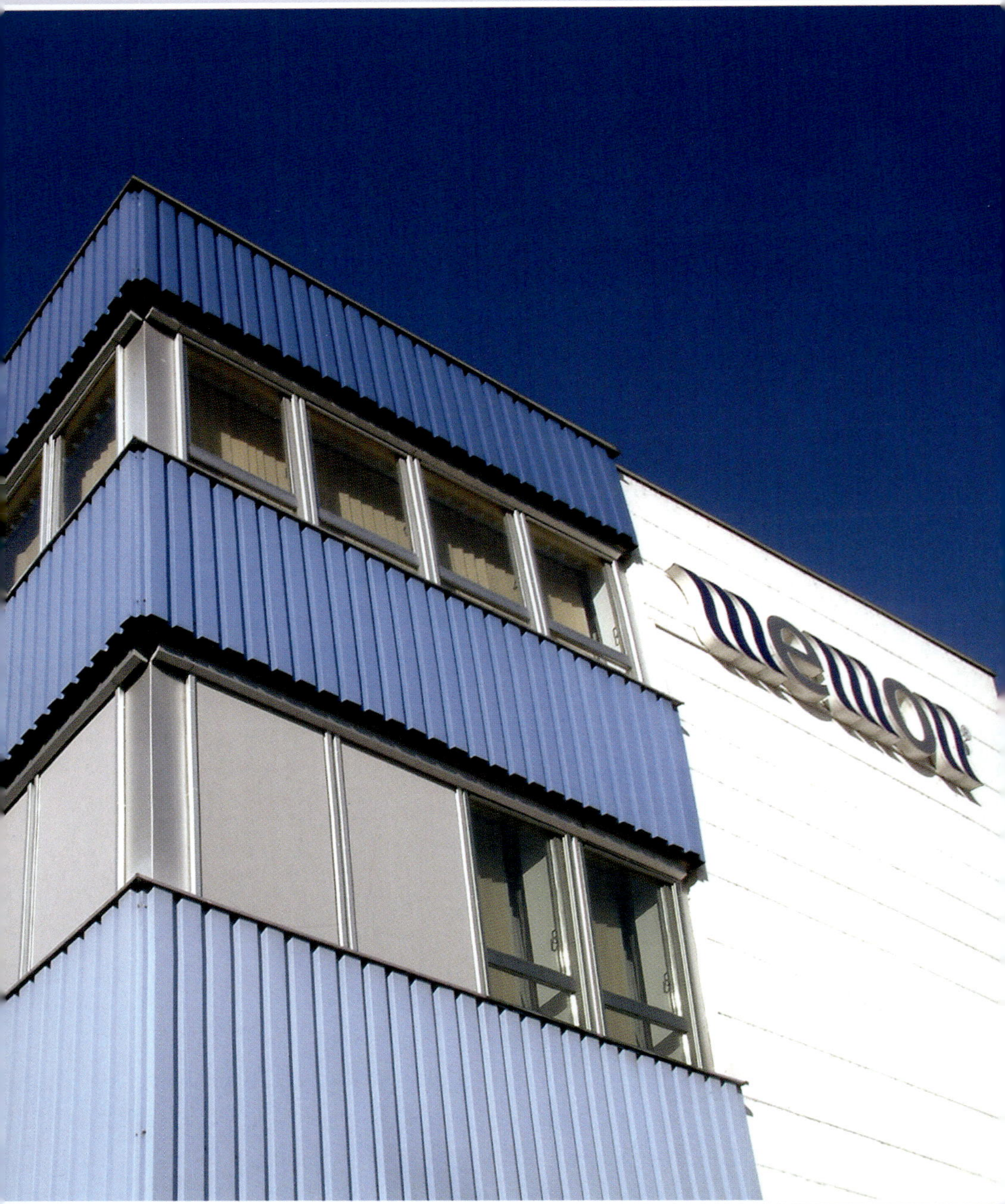
memon

Das Unternehmen memon

„Es war klar, dass da eine Pionieraufgabe vor uns liegt."

Erika und Hans Felder führten dreißig Jahre lang ein erfolgreiches Immobilien- und Bauträgerunternehmen, als sie sich entschlossen, noch einmal von vorn anzufangen. Gemeinsam gründeten sie die Firma memon, einzig im Vertrauen auf das Produkt und seinen Entwickler, den Ingenieur Winfried M. Dochow. Ein mutiger Entschluss, dem die beharrliche Arbeit an der Verwirklichung ihres Traums folgte. Im Gespräch berichtet das Ehepaar, wie es zu dem folgenreichen Entschluss kam.

Der Anfang: Schlüsselerlebnis

Wie lernten Sie selbst das Prinzip des memonizers kennen?

Hans Felder:
Das hing mit verschiedenen Krankheitssituationen zusammen, die uns damals zu schaffen machten: Ich hatte einen Darmdurchbruch, wobei mir die Schulmedizin zwar das Leben gerettet, aber in der Nachbehandlung völlig versagt hat. Das Gleiche gilt für meine Gichtanfälle: Da fühlte ich mich bei den Schulmedizinern einfach nicht gut aufgehoben. Ich konnte fast nicht mehr gehen, hatte entsetzliche

Schmerzen. Im Verlauf dieser Krankheiten und den damit verbundenen negativen Erfahrungen mit der orthodoxen Medizin habe ich mich immer mehr in Richtung alternative Heilkunde bewegt. Zum memon System kamen wir schließlich auf ganz kuriose Weise. Doch das sollte meine Frau erzählen, denn das wiederum hing mit ihrer Krankheitserfahrung zusammen.

Erika Felder:
Ich litt damals immer wieder unter extremen Nackenverspannungen. Teilweise waren diese Attacken so schlimm, dass ich mich kaum mehr bewegen konnte. Die Ärzte, Heilpraktiker und Physiotherapeuten, die ich damals aufsuchte, waren im Grunde hilflos, zumindest, was die Ursache betraf. Ihre Erklärungen beliefen sich auf Spannungsstress oder Computerarbeit, doch letztlich war das keine befriedigende Antwort. Eines Tages empfahl mir eine unserer Mitarbeiterinnen einen Heilpraktiker, der ihr sehr geholfen hatte: Herrn Wolfgang Paliga. Bei ihm kamen wir zum ersten Mal in Kontakt mit der Radiästhesie, denn er testet seine Patienten immer mit der Rute aus. Und seine Diagnose lautete: „Sie haben ein Problem im oberen Halsbereich, das heißt eine Giftbelastung und eine Impfbelastung. Und außerdem liegen Sie in diesem Halswirbelbereich auf einer Wasserader, die Ihren dritten Halswirbel immer wieder verdreht und das seit zwei Jahren."
Wir waren natürlich ziemlich verblüfft. Herr Paliga machte eine Giftausleitung und renkte den Halswirbel wieder ein. Was die Wasserader betraf, so empfahl er uns, das Bett zu verstellen. Allerdings: Das Thema an sich, nämlich die Existenz einer Wasserader, war damit nicht vom Tisch. Das machte ein ungutes Gefühl, und so fragten wir Herrn Paliga, ob es nicht eine grundsätzliche Lösung für dieses Problem gebe. Im Verlauf dieses Gesprächs übergab er uns dann eine Art Edelstahlrohr. Ich fragte ziemlich ungläubig: „Das Ding da soll dagegen helfen?"

Herr Paliga erklärte uns, dass dieses kleine Rohr imstande sei, die pathogene Wirkung der Wasserader vollkommen zu löschen.
„Sie meinen also", sagte ich, „wir müssen dann das Bett gar nicht mehr verstellen?" „Nein", antwortete er, „die pathogene Wirkung der Wasserader ist dadurch einfach verschwunden. Das ganze Haus ist mit dieser Maßnahme neutralisiert, die geopathogene Strahlung und auch der Elektrosmog." Wir fuhren nach Hause und dachten: Gut, dann probieren wir das aus. So kamen wir zum ersten Mal mit dem memon System in Berührung.

Wann war das?

Erika Felder:
Das war im Jahr 1999. Wir waren zwar schwer beeindruckt von Herrn Paligas Diagnose, aber wir konnten uns andererseits kaum vorstellen, dass das kleine Rohr so eine Wirkung haben sollte. Und mein Mann gab zu bedenken: „Aber das ist doch Blödsinn, wir wohnen in unserem Haus seit 17 Jahren und plötzlich sollen wir auf einer Wasserader liegen …?" Da fiel mir ein, dass wir ziemlich genau zwei Jahre zuvor innerhalb des Hauses umgezogen waren. Herrn Paligas Diagnose stimmte also exakt.
Wir besorgten uns den memonizer und brachten diesen an dem vorgegebenen Platz an. Und von diesem Augenblick an hatte ich keinerlei Beschwerden mehr.
Das war der Moment, in dem uns die Sache noch unter einem ganz anderen Gesichtspunkt zu interessieren begann. Denn wir hatten uns ja schon ein paar Jahre zuvor entschlossen, ökologisch zu bauen.

Hans Felder:
Andererseits stellte sich für uns natürlich schon die Frage: Wie kann denn eigentlich eine Wasserader einen Halswirbel derart beeinflussen? Dazu meinte Herr Paliga nur: „Schauen Sie sich doch mal die Bäume

in der Natur an, die Wasseradern verdrehen ganze Bäume. Da ist ein Halswirbel für so eine Wasserader nicht das ganz große Problem."

Sie waren zunächst skeptisch bezüglich der Diagnose.

Hans Felder:
Ich war eigentlich aufgeschlossen, doch irgendwie konnte ich es zu Beginn einfach nicht fassen. Der Behandlungserfolg bei meiner Frau hatte mich allerdings überzeugt, und so konsultierte ich Herrn Paliga ebenfalls als Patient.
Während meiner Behandlung unterhielten wir uns über dies und das. Herr Paliga erzählte, dass er sehr viel unterwegs sei, Hamburg, Berlin etc. Als ich ihn auf den Stress beim Reisen ansprach, meinte er: „Das ist kein Problem, da hab ich meinen Chip".
„Was für einen Chip?", fragte ich. Und da zeigte er mir so einen kleinen Chip und erklärte mir, dass dieser im Auto den Elektrosmog bereinige und dadurch ein entspannteres Fahren ermögliche. Ich fragte: „Ist das aus der gleichen Serie wie dieses Rohr, das wir für meine Frau gekauft haben?", und er meinte: „Ja, das ist vom gleichen Entwickler." Das machte mich neugierig: „Gibt es da noch mehr?" „Ja, ...", erklärte er, „da gibt es noch was fürs Handy und fürs Wasser." Darauf meinte ich: „Das interessiert mich, das wäre ja möglicherweise auch was für unsere Häuser ... Haben Sie da Unterlagen?" Er antwortete: „Nein, Unterlagen habe ich keine. Und, soweit ich weiß, gibt es die auch nicht." Ich war damals aktiver Bauträger mit ökologischer Ausrichtung, und ich hatte einfach großes Interesse, dieses ... mmh ... Ding in unsere Bauvorhaben zu integrieren. Ich hatte ja schon eine dieser Wasseraufbereitungsanlagen, die damals auf dem Markt waren, in einige unserer Gebäude einbauen lassen, aber das Ergebnis war nicht sehr befriedigend gewesen. Und dieses – na ja – Rohr bzw. der memonizer, den Herr Paliga uns gegeben hatte, hatte zumindest schon mal, was uns persönlich betraf, großartig geholfen. Einige Wochen später vermittel-

te uns Herr Paliga dann den persönlichen Kontakt mit Herrn Dochow, dem Erfinder und Entwickler der Technologie. Und da wir großes Interesse daran hatten, unsere bis dahin nur sehr rudimentären Kenntnisse in Bezug auf dieses Thema zu vertiefen, lud uns Herr Dochow zwei Wochen später auf eine Gesundheitsmesse in Wiener Neustadt ein.

Erika Felder:
Es ging ja nicht zuletzt darum: Wir mussten sicher sein, dass die Technologie wirklich funktionierte. Wenn wir die memonizer serienmäßig in unsere Bauvorhaben einbauen wollten, war es absolut notwendig, uns kundig zu machen. Und ich muss sagen, wir konnten uns auch wirklich erst in Wiener Neustadt einen Begriff davon machen, wie umfassend, wie ganzheitlich wirkend diese Technologie ist. Wir hatten zwar diese verblüffende persönliche Erfahrung gemacht, doch wie die Technologie wirklich funktionierte und was sie alles bewirkte, war uns bis dahin nicht klar gewesen. Ein tieferes Verständnis entwickelte sich erst nach und nach.

Hans Felder:
Auf der Messe war auch der damalige Vertriebspartner von Herrn Dochow, der einen Stand angemietet hatte. Doch insgesamt war das ganze Produkt überhaupt nicht professionell vermarktet. Das war Herrn Dochow offensichtlich auch nicht wichtig, das war für ihn kein Thema.

Erika Felder:
Für Herrn Dochow zählte das Ergebnis, das Design war ihm egal. Das überzeugte uns nur noch mehr.

Hans Felder:
Auf dem memonizer war ein kleines Etikett in Briefmarkengröße aufgeklebt – „Transformer nach Winfried M. Dochow“.

Erika Felder:
Es kamen auf der Messe viele Leute zu Herrn Dochow, die er ein Jahr zuvor ausgetestet hatte und die anschließend die memonizer eingebaut hatten. Und sie alle berichteten, wie positiv sich ihr Zustand seitdem verändert hatte und die Nachmessungen bestätigten das auch sehr deutlich. Das hat mich sehr beeindruckt.

Hans Felder:
Wir beschäftigten uns weiterhin eine ganze Zeit sehr intensiv mit dem Thema und unterhielten uns auch viel mit Herrn Dochow. Und dann stand der Entschluss fest: Diese Technologie ist so überzeugend, die bauen wir zukünftig in unsere Häuserprojekte ein. Ich war im Umkreis von Rosenheim damals der erste Bauträger, der ökologisch gebaut hat, und zwar nicht nur im ökologischen Sinne der Energie, sondern auch im Sinne der Materialien. Ich wollte das essbare Haus bauen – ich wollte sagen können, ihr könnt mein Haus aufessen, es besteht nur aus gesunden Materialien.

Sie hatten damals ein Immobilienunternehmen.

Hans Felder:
Meine Frau hatte ein Maklerunternehmen, und ich war als Bauträger in Rosenheim und Umgebung tätig. Also: Kaufen, Planen, Bauen, Wiederverkaufen.

Erika Felder:
Felder – „Der Gewerbespezialist“, war ein Markenzeichen. Wir hatten uns darauf spezialisiert, gewerbliche Immobilien zu vermarkten. In diesem Segment waren wir Marktführer hier in der Region.

Hans Felder:
Wir gingen also in die Preisverhandlungen mit Herrn Dochow. Es ging ja immer noch darum, diese Technologie serienmäßig in bestimmte Bauvorhaben zu integrieren. Und bei diesen Verhandlungen sagte ich zu ihm: „Ich finde es eigentlich sehr schade, dass keiner den memonizer kennt, niemand weiß, was das für ein Zaubergerät ist. Sie müssten das anders vermarkten, diese Technologie ist so wertvoll für die Menschheit."
Da schaute er mich an und sagte: „Das ist nicht meine Welt. Das kann ich nicht. Ich kann andere Dinge." Und irgendwann, zu einem späteren Zeitpunkt, meinte er plötzlich: „Sie haben mich einmal gefragt, warum ich diese Technologie nicht besser vermarkte. Jetzt frage ich Sie: Warum machen Sie es nicht?"

Der Entschluss: Initialzündung

Hans Felder:
Und damit war – sagen wir mal – eine Flamme entzündet. Wir waren so infiziert von der Geschichte, dass wir schließlich beschlossen: Wir machen das.

Erika Felder:
Man muss sich vorstellen: Wir hatten unser Bauträgerunternehmen, wir hatten unser Gewerbemaklerunternehmen, wir hatten über dreißig Mitarbeiter, wir waren gut etabliert. Das Geschäft existierte rund dreißig Jahre. Das heißt: Wenn mir jemand ein Jahr zuvor prophezeit hätte, dass wir völlig umsteigen, hätte ich ihn für verrückt gehalten. Es lag einfach jenseits meiner Vorstellungskraft. Aber es war bereits keine Frage mehr, irgendwie mussten wir es machen. Und klar war auch: Wenn wir es machen, dann machen wir es mit ganzem Herzen und allen damit verbundenen Konsequenzen.

Es gab keine Übergangslösung.

Hans Felder:
Ich beschloss, mit dem Bauen sofort aufzuhören. Meine Frau arbeitete zunächst mit dem Gewerbespezialist weiter, denn wir mussten ja noch Einnahmen generieren für den Geschäftsaufbau. Wenn wir dann soweit waren, sollte meine Frau voll mit einsteigen.

Erika Felder:
Es war uns klar, dass da eine Pionieraufgabe vor uns liegt. Und wir waren uns bewusst, dass wir uns richtig auf diese Aufgabe konzentrieren mussten, wenn wir etwas erreichen wollten.

Hans Felder:
Mich reizte natürlich, und das will ich gern zugeben, auch der überregionale Aspekt. Es ging nicht mehr nur um Rosenheim, sondern um ganz Deutschland, Österreich und die Schweiz, ja um die ganze Welt. Schließlich macht dieses Thema an den Grenzen nicht halt.

Sie waren Feuer und Flamme. Frau Felder war eher skeptisch.

Erika Felder:
Nein, ich war vollkommen überzeugt. Aber es ging ja auch darum: Wir waren eine etablierte Firma. Ich wollte zu unseren Geschäftspartnern und Kunden nicht einfach sagen: „Ich mache was Neues, ich höre auf, schaut ihr mal, wo ihr bleibt." Über all die Jahre hatte sich eine sehr vertrauensvolle Zusammenarbeit entwickelt und sich ein starkes soziales und gesellschaftliches Netzwerk gebildet. Deshalb war es mir wichtig, zunächst einmal die notwendige finanzielle Unterstützung für das neue Projekt zu sichern und anschließend einen Nachfolger zu finden, dem ich das Maklerunternehmen übergeben konnte. Ich wollte das Unternehmen gut

betreut wissen und mit gutem Gewissen das Ganze hinter mir lassen.

Hans Felder:
Bei mir war das eben nicht der Fall. Es gab immer nur einzelne Bauprojekte mit einem Anfang und einem Ende.

Entwicklung: Das Rad kommt in Schwung

Hans Felder:
Ich zog dann hierher (dem gegenwärtigen Sitz der Firma memon), fing an, das Haus zu renovieren und gleichzeitig die Marke memon aufzubauen und mit der Vermarktung zu beginnen.

Mit wie viel Leuten?

Erika Felder:
Mit drei Mitarbeitern.

Hans Felder:
Dieser Geschäftsaufbau hatte ja nicht im Entferntesten etwas mit dem zu tun, was wir vorher gemacht hatten. Es war ein völlig neues Terrain. Insbesondere, als wir schließlich auch noch begannen, die Endproduktion der Geräte hierher zu verlegen. Eine unserer Hauptaufgaben war es also, eine neue Marke zu kreieren. Es gab keinen Namen, es gab keine Etiketten, es gab keine Unterlagen, es gab keinen Vertrieb, es gab einfach nichts. Es gab nur diese wunderbare Technologie. Und da war es natürlich eminent wichtig, dass mir Herr Dochow immer zur Seite stand – einerseits mit seinem fundamentalen Wissen und andererseits mit seiner praktischen Erfahrung. Ich fand sehr viel Unterstützung bei ihm. Auch finanziell: Wenn es knapp wurde, meinte er, „gut,

dann rechnen wir später ab". Es war schon eine sehr enge Teamarbeit. Es war eben ein völlig neuer Markt. Damals, im Jahr 2001.
Ein Jahr war ich hier alleine, dann zog meine Frau mit ein.
Wenn ich an die ersten Schulungen denke – da kamen so drei, vier Leutchen.

Ein mutiger Entschluss. Noch einmal von null anzufangen.

Erika Felder:
Wir mussten im Verlauf dieser Geschichte häufig die Erfahrung machen, dass man uns für verrückt hielt. Wir hatten vollkommen naiv gedacht, wir waren der Meinung, dass alle, insbesondere auch unsere Mitarbeiter, so begeistert sind wie wir von dieser Technologie und der Veränderung. Ihnen hatten wir erklärt, was wir in Zukunft machen wollten und ihnen freigestellt, ob sie in das neue Unternehmen mitgehen oder sich etwas anderes suchen wollten. Zu diesem Zweck hatten wir einen Vortragsabend mit Herrn Dochow organisiert … Statt der erwarteten Begeisterung war die Hölle los! Es fielen Kommentare wie „völlig verrückt", „esoterischer Sumpf", „Wie könnt ihr nur!" Es waren letztendlich nur Wenige, die verstehen konnten, um was es hier wirklich ging und die sagten, wir gehen mit, wir vertrauen euch und der Sache.

War das schwierig für Sie?

Erika Felder:
Es waren im Nachhinein betrachtet sehr wertvolle Erfahrungen. Im geschäftlichen Umfeld wie im Privaten gab es Menschen, die uns diese Veränderung richtig übel nahmen. Man merkte einfach: Die Sache polarisiert.
So tauchten dann auch sehr schnell Menschen auf, die sich für unser neues Unternehmen sehr interessierten. Witzigerweise häufig solche, von denen wir das gar nicht erwartet hatten. Unsere sozialen Bezie-

hungen haben sich dadurch sehr verändert. Wir selbst haben uns verändert – und das wirkte sich auch auf unseren Bekannten- und Freundeskreis aus. Es war eben ein totaler Schritt von einer sehr materiellen Ebene in die feinstoffliche Ebene. Und es war sehr, sehr lehrreich.

Hans Felder:
Inzwischen wissen wir allerdings, dass es auch in materiellen Bereichen, wie z. B. dem Immobilienbereich immer mehr Menschen gibt, die durchaus „feinstofflich" denken, wenn ich das einmal so ausdrücken darf.

Erika Felder:
Es gab gerade am Anfang immer wieder Vertriebspartner, die sich erhofft hatten, sehr schnell das große Geld zu machen und die dann enttäuscht aufgehört haben. Ihnen ging es vordergründig nur um den finanziellen Erfolg. Doch je gefestigter mein Mann und ich mit memon wurden, desto mehr zogen wir die „richtigen Menschen" an, Menschen, die auf Langfristigkeit setzten, die natürlich auch finanziell erfolgreich sein wollten, für die aber die Technologie, die Philosophie und der Nutzen für die Menschen an erster Stelle standen.

Sie beide waren unbeirrbar. Sie sind unbeirrbar Ihren Weg gegangen.

Hans Felder:
Man musste unbeirrbar sein. Es gab keine andere Möglichkeit. Beharrlich und unbeirrbar.

Erika Felder:
Es war manchmal hart, gerade am Anfang. Da tauchten Schwierigkeiten auf, mit denen man niemals gerechnet hatte. Man muss sich selbst sehr sicher und sehr klar sein. Das ist wichtig.

Hans Felder:
Für mich war das ab irgendeinem Punkt unumstößlich. Das war eben so: Das mache ich, davon bin ich überzeugt und aus. Da darf man nicht zweifeln.

Erika Felder:
Es gab keinen Zweifel und keine Unsicherheit, sonst wäre es wohl auch nicht gegangen.

Hans Felder:
Gerade in den schwierigen Phasen war natürlich auch Herr Dochow sehr wichtig, mit dem sich eine sehr enge und freundschaftliche Beziehung entwickelt hatte. Sein unerschütterlicher Glaube an die Sache, seine tiefe Überzeugung von der Funktionsweise, das hat uns zu Anfang schon immer wieder sehr bestärkt.

Wie kam es zum Namen memon?

Hans Felder:
Es war sehr schwierig, den richtigen Namen zu finden. Wir suchten zum einen nach einem Begriff, der etwas Archaisches hat. Zum anderen wollten wir einen Namen, der in jeder Landessprache gut auszusprechen ist. Und der zum Dritten in den Bereich der Erinnerung geht – also memon, memory. Wir hatten zu Anfang einen Werbepsychologen, mit dem wir das ursprüngliche Marketing entwickelten. Allerdings hatte er eine Vorliebe für Schwarz. So war unsere erste Aufmachung schwarz. Später kam mein jüngerer Sohn Stefan hinzu, der auch in der Werbung tätig war. Damit wurde das Label blau. Blau als Wasserassoziation und Reinheit. So haben wir beständig unser Konzept immer weiter entwickelt. Wichtig ist, zu verstehen, dass die memon Umwelttechnologie auf technischen und quantenphysikalischen Grundlagen und Erfahrungen basiert. Irrtümlich wird das Ganze ja in der Rezeption manchmal als

esoterisch behandelt, was aber überhaupt nicht der Fall ist. Herr Dochow ist ein Techniker, und er hat die Sache immer technisch erklärt.

memon findet immer mehr Anhänger.

Erika Felder:
Wir begegnen immer mehr Menschen, die offen dafür sind, wofür die memon Umwelttechnologie steht. Die anders denken und die ein neues, verantwortungsvolleres Bewusstsein entwickeln. Ich habe das Gefühl, es vollzieht sich eine wichtige Veränderung und natürlich haben wir inzwischen auch eine gewisse Akzeptanz erreicht. Ja, abschließend möchte ich sagen: memon hat eine gewisse Akzeptanz erreicht, Tendenz steigend!

Statements

In diesem Kapitel möchte ich die persönlichen Statements von Menschen wiedergeben, die den memonizer professionell einsetzen. Das betrifft natürlich insbesondere den medizinischen bzw. heilkundlichen Komplex. Doch auch zu den Bereichen der Gebäudesanierung, der Wasseraufbereitung, der geothermischen Energiegewinnung und des Betreibens von Pflegeeinrichtungen haben sich Experten gefunden, die über ihre Erfahrungen berichten. An dieser Stelle möchte ich erwähnen, dass mir alle Aussagen in diesem Buch im Original vorliegen und Namen nur aus Datenschutzgründen abgekürzt wurden.

Dr. med. Michael Steinhöfel, Arzt und Forscher

Manchmal sollte der Arzt auf seine Patienten hören, denke ich, wenn ich mich im Nachhinein an die Empfehlung eines langjährigen Patienten für die memon Umwelttechnologie erinnere. Die Firma memon warb mit Produkten, die quasi ganzheitlich wirken und sowohl Elektrosmog als auch geopathische Störzonen sowie Wasserqualität – wie sie es formulierten – „harmonisieren" würden. Ob für das Handy, Auto, Büro, Zuhause oder einfach für das Wasser – memon hatte für jede Anwendung eine passende Lösung. Was mich neugierig machte, war, dass die Firma Seminare anbot, die den Wirkungsgrad der Produkte auf eindrucksvollste Weise vermitteln.

Zunächst entschloss ich mich zum Selbsttest und erwarb die sogenannten memonizer fürs Handy, Auto und für Zuhause. Zu meiner Überraschung konnte ich bereits nach wenigen Tagen am eigenen Leibe verspüren, wie sich meine Schlafqualität, meine psychische Ausgeglichenheit sowie meine Konzentrations- und Leistungsfähigkeit auffällig verbesserten. Gelegentliche Spannungsbeschwerden, Kopf-, Nacken- und Rückenschmerzen waren nur noch Schnee von gestern ...

Ich wollte mehr wissen und bot der Firma memon eine wissenschaftliche Studie zur Überprüfung ihrer Umwelttechnologie an. Ausgehend von der Erkenntnis, dass elektromagnetische Felder sowohl im Hoch- als auch im Niederfrequenzbereich Stress für den menschlichen Organismus bedeuten („Elektrostress"), fand ich es naheliegend, den Nachweis über sogenannte Stressparameter zu führen.

Das heißt, neben der subjektiven Befindlichkeit der zu testenden Personen, etwa durch Stress verursachte Beschwerden, wie Kopfschmerzen, Müdigkeit, Konzentrationsstörungen, Schlafstörungen, Rückenschmerzen, Verspannungen, Leistungsabfall und Depressionen, auch die hormonellen, als Neurostressparameter geltenden Werte für Melatonin, Serotonin und DHEA in Speichel und Urin zu bestimmen.

Um es kurz zu machen: Ich konnte nach dem Einbau der memonizer eine signifikante Verbesserung – insbesondere bei der Hormonbestimmung aus dem Neurostressbereich – nachweisen. Und eine weitere beeindruckende Bestätigung der Wirksamkeit dieser Technologie war für mich die Tatsache, dass die Werte umso besser ausfielen, je umfassender die Probanden gegen die Schadwirkung der elektromagnetischen Felder geschützt waren. Wenn also nicht nur zu Hause, sondern auch am Arbeitsplatz, im Kraftfahrzeug und im Mobiltelefon ein memonizer eingebaut war.

Sie können sich sicherlich vorstellen, wie aufgeregt mein Forscherherz schlug. Ich wollte weitere Erkenntnisse gewinnen, denn das Pflänzlein, das ich hier in den Händen hielt, könnte ja unendlich wachsen und eine wunderbare weltweit einzusetzende Technologielösung darstellen. Ich brauchte Verbündete, Menschen mit Kompetenz und Forschergeist. Und mit Mut, denn der Mainstream tickt wahrlich anders. Während einer Fachmesse für Elektrofahrzeuge in München traf ich dann auf den Hochkaräter seiner Zunft, Prof. Dr. Ing. Franz Prexler von der Fachhochschule Landshut, Fakultät Maschinenbau – ein weltweit begehrter Experte und Hausherr einer beeindruckenden Laborversuchseinrichtung für den Kraftfahrzeugbereich. Zu meiner großen Freude willigte der Mann einer Pilotstudie zu.

Als Testfahrzeug wählten wir einen mit Hybridantrieb ausgerüsteten BMW X5. Vier Probanden saßen während zwei Testfahrten auf dem Rollenstand immer auf dem jeweils selben Sitz, wobei Proband 4 zusätzlich einen Laptop bediente (im Blutbild dieses Probanden lässt sich deutlich eine zusätzliche elektromagnetische Belastung ablesen). Anhand der Dunkelfeldmikroskopie nach Prof. Dr. Günter Enderlein gelang es in diesem Test, die enorme Belastung im ungeschützten Fahr- „Normalzustand“ und die vollkommene Aufhebung des Elektrostresses bei den Probanden nach dem memonizer car Einbau in die Elektrik des Fahrzeuges nachzuweisen.

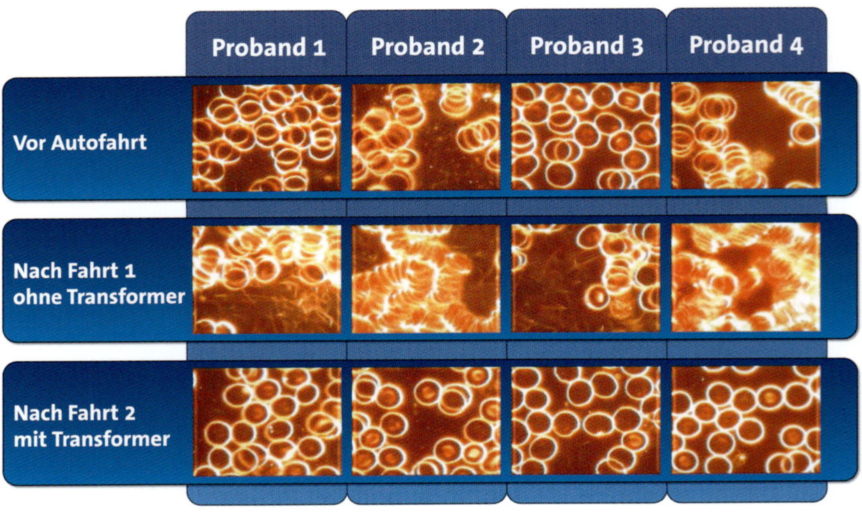

Die Abbildungen verdeutlichen sehr gut, wie frei unsere roten Blutkörperchen fließen und wie Elektrostress unser Blut belastet. Bemerkenswert war für mich auch, dass bei drei von vier Probanden nach Belastung mit eingebauten memonizer der Blutbefund im Dunkelfeldmikroskop sogar besser als vor der Belastung war.
Gleiches konnten wir übrigens in großer Zahl und stets reproduzierbar beim Vergleich der Stresswirkung von handelsüblichen und mit dem memon Chip entstörten Handys feststellen.
Die Dunkelfeldmikroskopie half mir auch, Nachweise eines offensichtlich neutralisierenden Effekts der memonizer bei Belastung durch geopathische Störzonen zu erbringen. Es ergab sich immer der gleiche Befund: Nach der „Harmonisierung" waren die Ergebnisse besser als die Ausgangsbefunde.
Für mich war klar geworden, dass ich hier ein Lösungsinstrument in den Händen hielt, das uns allen noch sehr viel Freude bereiten könnte. Glücklicherweise entpuppten sich auch die Geschäftsführer bei memon als seriöse Unternehmer, die an ständiger Forschung und Weiterentwicklung interessiert waren.
So widmete ich nach den ersten positiven Ergebnissen einen Großteil meiner Arbeit der wissenschaftlichen Forschung. Denn wenn die Interpretation meiner ersten Ergebnisse mich nicht täuschten, konnte dem memonizer ein quasi therapeutischer Effekt nachgesagt werden, der dem Elektrostress entgegenwirkt!

Dies hätte weitreichende gesundheitsrelevante Konsequenzen, denn mittlerweile werden 80 Prozent aller Krankheiten auf oxidativen Stress des Organismus zurückgeführt. Denken wir dabei nur an die negativen Einflüsse von Stress auf das Immun-, das Herzkreislauf- und das vegetative Nervensystem und die daraus resultierenden Folgen, wie Infektanfälligkeit, Bluthochdruck, Herzinfarkt, Schlaganfall, Konzentrationsstörungen und Depressionen bis hin zu Krebserkrankungen.

So wurde zuletzt unter meiner Federführung von der „medforschung" eine umfangreiche Studie mit 33 Probanden im Juni 2010 abgeschlossen. Wir wollten wissen, wie sich nach Einbau der memonizer die Neurostressparameter Melatonin, Serotonin und DHEA im Speichel bzw. Urin verändern. Wie Sie der nachfolgenden Tabelle und der Grafik auf Seite 147 entnehmen können, wurden die Vorergebnisse überzeugend bestätigt:

Wirkung	Anzahl der Probanden	Anzahl der Probanden mit positiver Wirkung	Anzahl der Probanden mit positiver Wirkung in Prozent
Verbesserung von mindestens einem Parameter bei Test auf Melatonin/Serotonin	18	18	100%
Verbesserung von mindestens einem Parameter bei Test auf Melatonin/ Serotonin/ DHEA	15	13	87%
Gesamtverbesserung	33	31	94%

Positive Wirkung der memonizer auf Melatonin-, Serotonin- und DHEA-Spiegel beim Menschen nach Einwirkung von 3 bis 6 Wochen

Bei 94 Prozent aller Probanden war mindestens ein Parameter verbessert. Für Melatonin war die Positivrate 51 Prozent der Gesamtgruppe, für Serotonin 36 Prozent und für DHEA 53 Prozent!

Veränderungen von drei wichtigen Neurostressparametern durch Einsatz der memonizer

Wir haben also mit dem memonizer ein Instrument an der Hand, mit dem wir die für den Organismus und die Zellkommunikation nachweislich schädlichen Anteile der elektromagnetischen Felder neutralisieren und den Gebrauch moderner elektrischer und elektronischer Technologie für den Organismus wieder verträglich machen können. Wohlgemerkt, Elektrostress ist überwiegend ein 24-Stunden-Dauerstress, dem wir uns quasi nicht mehr entziehen

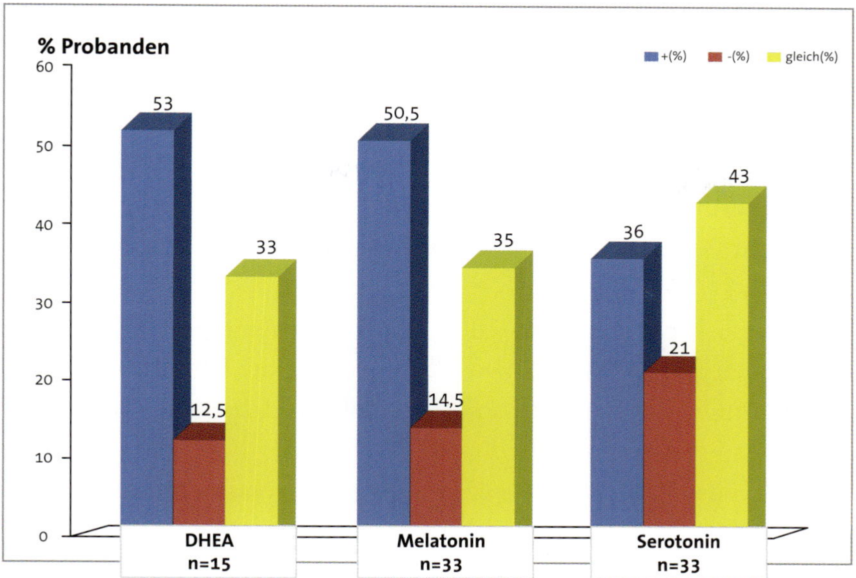

Veränderungen des DHEA-, Melatonin- und Serotoninspiegels des Menschen in Prozent der Probanden nach 3-5 Wochen Einwirkung der memon® Umwelttechnologie auf das elektrische System im häuslichen und/oder Arbeitsbereich.

können: ob zu Hause, im Auto, im Zug, im Büro, wo auch immer. Eine Entspannung ist nur noch über Entstörung bzw. „Harmonisierung" möglich. Der memonizer schafft ein energetisches Feld, welches diese positive Veränderung bewirkt.

Weitere Untersuchungen zum vegetativen Entspannungspotenzial der memonizer (Herzvariabilitätsmessungen) und zum Nachweis einer möglichen antioxidativen Wirkung im Organismus (bioelektronische Terrainanalyse) sind in Vorbereitung.

Melitta Messner, staatlich anerkannte Radiästhesistin

Ich war viele Jahre auf der Suche nach einem Umfeldprinzip, das eine nachhaltige Neutralisierung schädigender Strahlen bewerkstelligt. Da ich mich bereits seit fünfundzwanzig Jahren mit diesem Themenkomplex beschäftige, hatte ich natürlich so manches geprüft, was angeblich in der Lage ist, ein geschädigtes Milieu zu entstören. Angefangen von Matten bis hin zu Pyramiden habe ich zahlreiche Produkte getestet, konnte aber niemals feststellen, dass diese Entstörgeräte einen wirklich heilenden Einfluss auf die Raumenergie ausüben. Kein einziges der angebotenen Produkte konnte dem radiästhetischen Test standhalten.

Dann besuchte ich im Juni 2008 ein Intensivseminar, das eine Einführung in die memon Umwelttechnologie bot. Das Prinzip überzeugte und begeisterte mich sofort und das aus folgenden Gründen:

1. Seit ich das Prinzip kennenlernte, habe ich verschiedene radiästhetische Tests durchgeführt – sowohl in meinem persönlichen Umfeld als auch in meinem Arbeitsbereich, bei meinen Klienten. Sämtliche Testausmessungen, vor allem auch die bei den Tieren, verliefen durchwegs positiv. Das System funktioniert, und zwar nachweisbar.

2. Der Kerngedanke der memon Philosophie ist verständlich und klar. Für meine Klienten ist es ausgesprochen wichtig, dass ein System nachvollziehbar, das heißt, durchdacht, stimmig und transparent ist. Dies ist umso wichtiger, als ich mit Ärzten sowohl aus dem schuldmedizinischen- als auch dem Komplementärbereich zusammenarbeite. All diese Kriterien hat das memon System bis jetzt eindeutig erfüllt.

Abschließend möchte ich noch einige persönliche Erfahrungen mit dem memonizer erwähnen, die mir bemerkenswert erscheinen: Ich reite täglich mit meinen Pferden aus. Pferde sind ja, wie allgemein bekannt ist, hochsensible Geschöpfe, sehr scheu und sehr nervös. Das zeigte sich vor allem, wenn ein Anruf auf meinem Handy ankam: Schon ehe das Signal ertönte, zeigten die Tiere durch ihr unruhiges Ohrenspiel, dass ein Anruf bei mir eingehen wird. Kam dann der

Rufton, schalteten sie auf Flucht und beruhigten sich erst nach dem Gespräch. Das änderte sich in dem Augenblick, als ich den memonizer mobile – den Handychip – nutzte, die Pferde grasten friedlich weiter, obwohl ich telefonierte. Ich denke, das Verhalten der Tiere ist ein untrügliches Zeichen dafür, dass das System eine positive Energetisierung bewirkt. Ich bin überzeugt, dass das memon System in großen Reitställen und auf Turnierplätzen bald genutzt werden wird.

Ähnlich wie bei den Tieren, die sicher am besten beweisen, dass der memonizer kein Placebo ist, ist auch der Haushalt ein sicherer Indikator für das Funktionieren dieser Technologie. Es mag für manchen ein wenig banal klingen, aber auch als Hausfrau war ich sehr froh, dass der Staub sich innerhalb von drei bis vier Wochen nach Einbau deutlich verringerte. Und verblüffend war die Tatsache, dass sich auf unserem Boot an der Adria, nach der Anbringung des memonizer combi, jahrelange Kalkablagerungen buchstäblich in Nichts auflösten – ohne Putzmittel.

Abschließend möchte ich bemerken, dass ich im Prinzip von memon eine Art Gottesgeschenk sehe. Denn es stellt eine entscheidende Wende hin zur Ausgewogenheit und damit zu einer verbesserten Lebensqualität dar. Das beweisen mir nicht zuletzt meine Patienten, die große Schritte in Richtung Heilung machen, sobald sie ihr Milieu nachhaltig bereinigen konnten. So gesehen halte ich das memon System für eine unschätzbare Unterstützung bei der Behandlung, sowohl im Präventivbereich als auch in der Nachsorge.

Alois Prenner, Ingenieur und Regierungsrat, Wien

Nach meiner Berufsausbildung im Baugewerbe und Praxiszeiten in Schlüsselpositionen wurde mir 1980 die bautechnische Leitung des Schlosses Schönbrunn anvertraut. Ein Teilbereich dieser Aufgabe war die Instandhaltung der schlosseigenen wie auch der öffentlichen Trinkwasserversorgung. Das umfasste insgesamt 31,5 km Hauptwas-

serleitungen sowie alle Teiche, Springbrunnen und Wasserbecken im Park und Tiergarten. Nach 13 Jahren Bauleitung wurde Schönbrunn mit dem Tiergarten gemäß Beschluss des Nationalrates mit allen Nutzungsrechten privatisiert. Aufgrund meiner erfolgreichen Bundesdienstzeit wurde mir die Leitung der Gebäudeverwaltung Justiz übertragen. Eines der gravierendsten Probleme betraf den Tiergarten: Die Verkalkung der Boiler und Wasserleitungen war praktisch Tagesproblem. Auf der Suche nach Verbesserungen hatte ich auf einer Messe ein Eiblgerät entdeckt, das zunächst vielversprechend schien, aber dann von nur kurzer Funktionsdauer war. Die Geräte hatten nicht lange überlebt, und der Einbau war teuer gewesen.
Anschließend befasste ich mich sehr eingehend mit Grander. Da Grander die versprochene Lösung nicht garantieren konnte, wurde auf den großen Auftrag verzichtet.

Eines Tages erreichte mich der Anruf eines Bekannten, der mir von einem in Kürze beginnenden Vortrag im 20. Bezirk erzählte. Über ein Wundergerät für Strom und Wasser. Als ich verspätet eintraf, wurde ich sehr freundlich empfangen und über das memon System unterrichtet. Aufgrund meiner Skepsis (die Erfahrungen mit Eibl und Grander) hörte ich mir noch zwei Vorträge an.
In der Folge absolvierte ich alle Seminare und Schulungen. Ich bin überzeugt, dass diese feinstoffliche Technik noch eine große Zukunft vor sich hat. Feinfühlige Menschen können in dem Augenblick, wo ein memonizer combi am Leitungsnetz angelegt wird, die Veränderung sofort spüren. Ebenso ist nach Anbringung des memonizer water die bessere Qualität sofort zu schmecken. Die Harmonisierung von Wasser und Strom schafft ein inneres Wohlbefinden, das einem Spaziergang im Wald oder im blühenden Obstgarten vergleichbar ist. Meine Erfahrung ist, dass sich immer mehr Menschen für das memon System interessieren, weil es tatsächlich zur Linderung der Umweltbelastung und Erhöhung der

Lebensqualität beiträgt. Mein bisher größter Einbau betrifft ein Objekt mit vier Bundesministerien.

Mag. Dr. Josef Wurditsch, Steuerberater und Wirtschaftsprüfer
Als Steuerberater und Wirtschaftsprüfer habe ich ja eher mit Gesetzen und deren Auslegung im nationalen und internationalen Kontext zu tun, doch ich bin verschiedenen Disziplinen der Komplementärmedizin und -technik gegenüber sehr aufgeschlossen. Und so wurde ich sehr neugierig, als mir mein Haus- und Hofinstallateur, Ingenieur Scheu aus dem Mittelburgenland von einem neuen technischen Verfahren erzählte. Herr Scheu ist ein sehr kreativer Unternehmer, der auch über den eigenen Tellerrand blickt und sich neben seinem eigenen Spezialgebiet, der Technik, für vieles interessiert. Da ich selbst großes Interesse an Forschung und Entwicklung habe, fuhr ich auf seine Anregung hin kurz entschlossen nach Deutschland zu einem Vortrag über diese neue Technologie. Das war im Winter 2007. Das hatte auch den Hintergrund, dass wir gerade ein neues Bürohaus bauten, und da war ein neues Technologie-Verfahren, das auf die Arbeit mit feinstofflichen Energien setzt, natürlich schon sehr spannend. Noch während des Vortrags rief ich dann meinen Installateur an und ließ mir von ihm den zukünftigen Stromverbrauch durchgeben. Ich war zu diesem Zeitpunkt schon mehr oder weniger entschlossen, das System in unser neues Bürogebäude einbauen zu lassen.
Im nächsten halben Jahr besuchte ich dann noch weitere Vorträge, diesmal bei uns in Österreich, unter anderem auch bei Herrn Scheu. Er war ja, was diesen Teil Österreichs betrifft, so eine Art memonizer Pionier.

Bei ihm in Mittelburgenland, erlebte ich die ersten Messungen mit einem Zelldruckmessgerät, und diese Messungen waren es, die mich dann endgültig überzeugten. Auch raumklimatisch waren sofort Veränderungen spürbar, sobald der memonizer eingebaut war. Das gab schlussendlich den Ausschlag für den Einbau in unser neues Bürohaus – nicht zuletzt auch wegen der starken Geruchsentwicklung, die ja bei neuen Materialien entsteht. Kurz vor dem endgültigen Umzug kamen Frau Engelbrecht und Herr Zuber, um den memonizer water anzubringen.

Um Veränderungen im Bereich des Raumklimas und im Bereich des Wassers zu verifizieren, begannen wir mit unserer Betriebsärztin eine medizinische Begleitung aufzubauen. Mehrere Mitarbeiter erklärten sich bereit, an den Dunkelfeldmikroskop-Analysen als Probanden teilzunehmen. Und da waren die Unterschiede schon sehr, sehr krass: Die Personen, die das memonisierte Leitungswasser tranken, hatten in kurzer Zeit ein deutlich besseres bzw. gesünderes Blutbild als jene, die nur Mineralwasser tranken. Diese Art Feldforschung wollen wir weiterbetreiben, nicht nur anhand der Dunkelfeldanalyse, sondern auch labormedizinisch und mittels kinesiologischer Tests. Wir wollen ein Exempel statuieren, damit das Ganze noch besser überprüfbar ist.

Ich bin ja eigentlich ein ungläubiger Thomas, allerdings von der Sorte, dass ich Dinge, die mich neugierig machen, dann auch wirklich angehe.
Ich habe das komplette Programm im persönlichen Haushalt eingebaut. Ich denke schon, dass die Technologie zu meinem Wohlbefinden beiträgt. Ich hatte ja zuvor nicht unbedingt Beschwerden, aber doch eine kleine Achillesferse – mein alljährlich wiederkehrender Ischias. Der hat sich gelegt. Was aber wesentlicher ist: Ich trug früher niemals mein Handy am Körper. Weder in der Brust- noch in der Hosentasche. Seit ich den Handychip benutze, bin ich da vollkommen sorglos.

Dr. Uwe Rascher, Sportmediziner, Arzt für Allgemeinmedizin und Naturheilverfahren, Akupunktur, Ernährungs- und Orthomolekularmedizin

Es war im März 2008, als mich auf Empfehlung eines Kollegen zwei memon Berater aufsuchten. Als ich mir dann den Videoclip über die Dunkelfeldmikroskop-Analyse angesehen hatte, war ich schon halb gewonnen. Kurz danach kaufte ich mir den Handychip und merkte sofort eine positive Veränderung.

Der Druck am Ohr und das damit verbundene Wärmegefühl beim Telefonieren waren mit dem memon Telefonchip entschieden geringer. Der Film und die eigene körperliche Wahrnehmung gaben den Ausschlag, mich näher mit memon zu beschäftigen. Natürlich hatte ich mich schon im Vorfeld mit dem Thema „Elektrostress" auseinandergesetzt und ging von daher nicht ohne Vorkenntnisse an diesen Problemkomplex heran. In der Theorie hatte ich mich auch schon mit verschiedenen anderen Systemen beschäftigt und viel mit Kollegen diskutiert, doch konkret wurde die Geschichte erst beim memon System. Ich sah einfach vom theoretischen Ansatz her keine Lösung in den anderen Modellen. Zudem ist es sehr naheliegend, dass man auf das memon System stößt, wenn man, wie ich, mit Akupunktur und Kinesiologie arbeitet. Denn das Gedankengut, das dahinter steht oder anders formuliert: Die Philosophie war mir zuvor schon durch diese beiden Behandlungsweisen vertraut. Wobei sich mir ein Satz besonders eingeprägt hat: „Die Information bestimmt das Verhalten der Materie".

Ich besuchte also das Basis-Seminar bei memon und ließ dann sofort den memonizer water und combi in der Praxis und im eigenen Zuhause einbauen. Die veränderte Wasserqualität war sofort spürbar – das Wasser war viel weicher, die Kalkablagerungen waren völlig weg. Auch der memonizer car ist eine tolle Sache. Seit dem Einbau habe ich am Steuer keinen Sekundenschlaf mehr.

Wenn ich müde ins Auto steige, bleibe ich zwar müde – der memonizer car ist kein Zauberer – doch das Problem des Sekundenschlafs fällt seither völlig weg. Und besonders eindrucksvoll war für mich die Erfahrung, wie sich die Raumluft sofort – wirklich sofort – verändert, sobald der memonizer angebracht ist. Man steht unter einer Lichtquelle und sieht die Staubkörner tanzen. Und kaum ist das Gerät eingebaut, entsteht ein kühler Luftzug und die Luftionisation setzt ein.

Ich komme ja von der Schulmedizin, arbeite aber schwerpunktmäßig als Komplementärmediziner, vor allem mit Akupunktur und Kinesiologie. Kinesiologie ist eine wissenschaftlich anerkannte Test- und Behandlungsform, die viele Rückschlüsse auf Stresserkrankungen gibt. Ich persönlich teste in meiner Ordination immer den Telefonchip kinesiologisch aus. Ich gebe dem Patienten das nicht entstörte Handy in die Hand oder lege es ihm auf den Bauch und dann mache ich den Muskelkrafttest. Fast alle Patienten reagieren mit einer Schwächung des Muskeltonus. Wenn man dann den memon Chip ins Handy einlegt, bleibt der Muskel unter Spannung und hält seinen Energielevel. Das ist ein gravierender und messbarer Unterschied.
Vor kurzem habe ich damit begonnen, den memonizer bei Patienten mit Schlafproblemen einzusetzen. Insgesamt kann ich sagen, dass sich mein „gutes Bauchgefühl" beim memonizer durch die Bank bestätigt hat. Das heißt, ich kann das memon System meinen Patienten ohne den geringsten Zweifel weiterempfehlen.

Dr. med. Everhard Zurmeyer, Frauenarzt, Heidelberg

Seitdem ich mein Ultraschallgerät am memonizer angeschlossen habe, beobachte ich folgende Phänomene: Die Bildqualität ist insgesamt deutlich besser. Beim Schwangeren-Ultraschall im ersten Trimenon (6.-13. Schwangerschaftswoche) beobachte ich, dass sich die kleinen Feten weniger „im Eck verstecken“, sie lassen sich daher früher genau messen (Scheitel-Steiß-Länge in der 6.-8. SSW). Auch läuft das Bewegungsmuster der Feten koordinierter ab, insgesamt ruhigere Bewegungsabläufe. Dann, was sonst nur sehr selten vorkommt, präsentieren sich die Feten häufiger in frontaler Stellung, d. h. man kann ihnen direkt ins Gesicht schauen. Insgesamt verhalten sich die Feten im memon angeschlossenen Ultraschall weniger irritiert, bewegen sich ruhiger und sind deshalb mit geringerem zeitlichen Aufwand messbar.

Betriebsleiter Robert Spanbald und Projektleiter Ernst Kaser, VAMED Standortentwicklung und Engineering GmbH & Co. KG, Betriebsstätte Geothermie, Geinberg, Österreich.
Durch den Einsatz der memon Umwelttechnologie wurden im Zuge eines von März 2008 bis Juni 2009 für den Bereich „Reduktion der auftretenden Ausfällungen an Karbonaten“ maßgebliche Verbesserungen in der gesamten Verfahrenstechnik der Geothermieanlage Geinberg erzielt. Mit dem nachgewiesenen Ergebnis von über 70 Prozent an Reduktion von Ausfällen im Förderkreis der Geothermieanlage (Förderstrom 102 Grad Celsius, 25 Liter/Sekunde Spitze, Jahresfördermenge 576000 Kubikmeter, thermische Jahresleistung >/=35GW/h) dürfen wir sagen, dass dies durch den Einsatz modernster Verfahrenstechnologie nicht möglich gewesen wäre. Das eingesetzte memon System hat sich während des 15-monatigen Feld- und Belastungsversuches bei hohem Wirkungsgrad als stabil, wartungsfrei und äußerst zuverlässig erwiesen.
Von daher können wir das seit 2008 dauerhaft verwendete memon System in vergleichbaren Umgebungs- und Anwendungsverhältnissen auch bei sensiblen Anlagen jederzeit weiterempfehlen.

Sven Brüggemann, Heimleiter Evang. Altenzentrum St. Nicolaistift, Neustadt a. Rbge.
Das Wohlbefinden der uns anvertrauten Menschen liegt uns sehr am Herzen. Deshalb freut es uns besonders, von der Wirksamkeit der me-

mon Umwelttechnologie zu berichten. Durch die memon Umwelttechnologie erfolgte eine Harmonisierung von Wasser und Luft, den wichtigsten Bestandteilen zum täglichen Leben. So wurden durch die speziellen memonizer combi an unserem Blockheizkraftwerk und der Trafo-Station (Übergabestelle der Stadtwerke) die elektrischen Spannungsfelder neutralisiert. Der Einsatz des memonizer water erweist sich als ein messbarer Erfolg. Die verbesserte und nunmehr erstklassige Wasserqualität wurde in den Wasseranalysen von unabhängigen Laboren, wie sie die Vorschrift für Pflegeeinrichtungen ohnehin vorsieht, eindrucksvoll belegt.

Wir sind von der Wirksamkeit der memon Produkte überzeugt und bedanken uns für die sehr gute Unterstützung und den professionellen Einbau bei Frau Schröer von der Firma memon.

Marie Diamond, Feng Shui Meisterin (bekannt aus dem Weltbestseller "The Secret")

An jenem Tag, als ich an der juristischen Fakultät graduierte, erfuhr mein Vater, dass er noch sechs Monate zu leben hätte. Er war an Magen- und Leberkrebs erkrankt. Ich selbst war damals 25 Jahre alt und begann mich aufgrund eigener Gesundheitsprobleme gerade für die Auswirkungen ungesunder Strahlung auf unser Befinden zu interessieren.

Mein Vater wollte seine letzten Wochen und Monate nicht in der anonymen Atmosphäre einer Klinik verbringen, sondern zu Hause, in seinem eigenen Bett. So kam es, dass ich viele, viele Stunden an seinem Krankenlager verbrachte. Doch etwas war merkwürdig: Ich konnte mich nicht in seiner Nähe aufhalten. Ich stellte meinen Stuhl immer an das Fußende, denn der Platz unmittelbar neben seinem Bett verursachte mir ein nervöses Unbehagen.

Nachdem mein Vater gestorben war, lernte ich eine Rutengängerin kennen. Sie überprüfte das Haus und stellte fest, dass mein Vater all die Jahre auf dem Kreuzungspunkt von zwei geopathogenen Hauptlinien geschlafen hatte. Zusätzlich befand sich auf dem Dach über seinem Schlafzimmer die TV-Antenne; der Fernseher hingegen stand unmittelbar unter seiner Bettstelle im Wohnzimmer. Kurzum, er wurde von elektromagnetischen Wellen förmlich beschossen. Und so war es nicht weiter erstaunlich, dass ich, die ich seit jeher hypersensibel auf elektromagnetische Störfelder reagiere, mich kaum fünf Minuten lang neben seinem Bett aufhalten konnte. Mein Vater hingegen hatte an diesem Platz fünfzehn Jahre lang jede Nacht verbracht! Meist ging er allerdings – wohl aus gutem Grund – erst gegen 1 Uhr morgens ins Bett. Und sobald meine Mutter, die früh zur Arbeit musste, sich erhob, rollte er auf ihre Betthälfte und schlief dort weiter. Instinktiv suchte er den gesünderen Schlafplatz auf – sein Körper spürte, dass etwas nicht stimmte.
Das war meine erste Erfahrung auf dem Gebiet der Radiästhesie. Schlagartig wurde mir damals bewusst, wie stark sich negative Energien auf unser Raumklima auswirken. Und ab diesem Augenblick begann meine Reise: Eine Reise, auf der ich immer weiter nach Lösungen suchte, um die geopathogenen und elektromagnetischen Stressfaktoren zu verringern, wenn nicht zu beseitigen.

Nachdem ich viele Rutengänger-Meister aus den verschiedensten Kulturen studiert hatte, wurde ich selbst Rutengänger-Meisterin. Heute habe ich Schüler in mehr als 140 Ländern. Natürlich nutze ich mein Wissen, um Menschen zu helfen – darunter Berühmtheiten wie Rhonda Byrne, der Autorin von „The Secret“ oder Jack Canfield.

Seit einigen Jahren beobachte ich, dass mehr und mehr geopathische Störzonen auftreten. Unser Planet verschiebt sich so dramatisch, dass der Sensor praktisch ständig Reizzonen anzeigt. Das Gleiche trifft auf die elektromagnetischen Felder zu, die uns immer stärker und intensiver umgeben. Ein Abschirmen hilft da nicht mehr – und ist auch nicht mehr möglich.

Als ich all dessen gewahr und mir bewusst wurde, wie negativ sich dies auf unser Wohlbefinden, unsere Gehirnwellen, unser Glücksempfinden, unsere Beziehungen und unsere Kommunikation auswirkt, fragte ich eine höhere Kraft um Rat. Ich bat um einen Hinweis auf jemanden, der die Information oder das Werkzeug besitzt, uns von dieser Art Stress befreien zu können. Bald darauf lernte ich memon kennen und kaufte mir einen Telefon-Transformer. Und zum ersten Mal hatte ich nicht diesen heftigen Kopfschmerz, wenn ich mit meinem Blackberry oder meinem Handy telefonierte. Ich war überrascht, dass ich nun viele Stunden kommunizieren konnte, ohne mich erschöpft zu fühlen oder Kopfschmerzen zu bekommen. Nach dieser sehr positiven Erfahrung wurde mein Zuhause als erstes Haus in den USA mit memon ausgestattet. Ich installierte den 4-Systeme-Kombi-Transformer, den Wasser-Transformer und den Pool-Transformer.

In dem Augenblick, in dem ich den Erfinder der memon Technologie und die Inhaber der Firma memon traf, wusste ich: Ich hatte den entscheidenden Punkt gefunden, um den Klimastress zu beseitigen.
Denn nicht nur Herr Dochow selbst, sondern auch die wundervollen Menschen, die memon in die Welt gebracht hatten, die Eheleute Felder, überzeugten mich. Vor allem aber waren es die Produkte, die in mir die berechtigte Hoffnung erweckten, dass sich das Leben für die Menschen und für den Planeten zum Positiven ändern kann.

In meiner Familie fanden die positiven Veränderungen bereits statt:

- Ich habe keine allergischen Reaktionen mehr zu Hause: Die Reizung der Nasenschleimhäute und die brennenden Augen sind nach 30 Jahren endlich weg.

- Leute, die mich zu Hause besuchen, heben immer wieder die Wohlfühlatmosphäre und das gute Raumklima in meinem Heim hervor.

- Meine ganze Familie ist seit dem Einbau viel entspannter.

- Unsere Gesundheit ist sehr stabil, und wir leben in einem sehr harmonischen Umfeld. Und: Meine Tiere wollen ausschließlich memon Wasser trinken.

memon holt die hellen Frequenzen zurück, die wir in unserem Leben so sehr benötigen. Denn nur so können wir als Menschen wachsen und uns entwickeln. Nur innerhalb der hellen Frequenzen ist eine Gotteserfahrung erlebbar, und so wage ich zu sagen, dass dank memon ein kleines Stück vom Paradies auf Erden möglich wurde. Nach Jahren der Verunreinigung und des Elektrostresses hoffe ich, dass diese Technologie die Verbreitung findet, die ihr gebührt, sodass immer mehr Menschen die Freuden der Gesundheit und des spirituellen Wachstums erfahren können.

Ich wünsche Ihnen ein doppelt so glückliches Leben!

Marie Diamond

Feedback

Sehr viele memonizer Anwender schilderten in begeisterten Briefen die positiven Auswirkungen auf ihr seelisches und körperliches Befinden. Eine kleine Auswahl des Echos mag hier für sich sprechen, wobei ich es bemerkenswert finde, dass insbesondere auch die Skeptiker, die dem System kritisch gegenüberstanden, durch die Anwendung überzeugt werden konnten.

Vorausschicken möchte ich diesen Briefen allerdings eine Bemerkung, die vor einer Nutzung des memon Systems als Wunder- und Allheilmittel warnt. Menschen, deren Immunabwehr längst zusammengebrochen ist oder die unter einer schweren Krankheit leiden, müssen ärztliche Hilfe in Anspruch nehmen, das ist das Gebot der Stunde. Die memonizer sind eine unterstützende und präventive Maßnahme, die im Falle ernstlicher Gesundheitsschäden lediglich zur Linderung beitragen und sicher einen wertvollen Dienst bei der Wiederherstellung der körperlichen Funktionstüchtigkeit leisten. In jedem Fall leisten sie einen bedeutenden Beitrag zur Gesunderhaltung des menschlichen Organismus und sorgen dafür, dass unsere körperlichen Prozesse in harmonischer Weise ablaufen, ohne von schädlichen Einflüssen dereguliert zu werden.

Und hier die Meinung eines Arztes: Universitätsprofessor Dr. Hans Rabl, Chefarzt an einem Krankenhaus in Österreich, schreibt:

Sehr geehrter Herr Hirschmann, da ich persönlich memon Nutzer bin (memonizer water, e-smog, mobile und car), kann ich Ihnen meine Erfahrungen übermitteln. Im privaten häuslichen Bereich hat die Installation der memonizer zu einem angenehmeren Raumklima *geführt, wenngleich ich dies nicht mit Messdaten untermauern kann. Aber das treffendste Beispiel ist wohl das mit einem Kachelofen, der auch eine unvergleichliche Verbesserung des Raumklimas gegenüber anderen Energiesystemen erfahren lässt.*

Was mich fasziniert, ist die Tatsache, dass ich während der Autofahrten (jährlich 45 000 Kilometer) seit Installation des memonizers keine Müdigkeitsattacken mehr verspüre. Und auch das Telefonieren mit dem Handy ertrage ich besser, da die unangenehme warme, Kopfschmerz verursachende Empfindung drastisch vermindert empfunden wird.

In Summe gesehen für den privaten Bereich eine schöne, angenehme Erfahrung, die ich nicht mehr missen möchte."

Frau Folkhild N. schreibt:

„Seit November 2004 gibt es in unserem Haushalt einen memonizer water und combi, einen memonizer im Auto und in unseren Handys.

Obwohl ich seit Jahren weiß, wie wichtig es ist, genügend reines Wasser zu trinken, fiel es mir sehr schwer, die entsprechende Tagesmenge mit Leitungswasser zu schaffen. Seit memon installiert ist, schmeckt mir das Wasser sehr gut und ich kann viel mehr davon trinken. Sogar meine 17-jährige Tochter trinkt seither viel mehr Wasser.

Ich litt seit Jahren unter schmerzenden Beinen und Verspannungen im Nacken und Rücken. Ärzte und Heilpraktiker konnten mir nicht helfen. Etwa einen Monat nach der Anschaffung der memonizer fiel mir auf, dass diese Schmerzen völlig weg waren. *Bei einer radiästhetischen Schlafplatzuntersuchung stellte sich heraus, dass ich auf einer Wasserader geschlafen hatte. Weiterhin stellte ich fest, dass homöopathische Mittel seitdem bei mir ganz schnell anschlagen, was früher nicht der Fall war. Ich führe das darauf zurück, dass diese feinen Energien in elektrosmogfreier Umgebung erst richtig wirken können.*

Früher konnte ich im hereinfallenden Sonnenlicht viele kleine Staubteilchen tanzen sehen. Heute ist da nichts mehr zu sehen. Staubwischen ist viel seltener nötig. Ein befreundeter Nachbar hielt es früher wegen seiner Katzenallergie nicht lange bei uns aus. Heute kommt er wieder gern zu uns und fühlt sich sehr wohl.

Wenn ich Zeiten „vor memon" ins Auto stieg, musste ich nach kurzer Zeit gähnen und das alle paar Minuten. Jetzt fühle ich mich auch nach längeren Fahrten noch fit, und ich bin nicht mehr so verspannt. Mein alter Opel spart bei langen Autofahrten mit dem memonizer car sage und schreibe 2 Liter Benzin!"

Frau Dr. Kristin Hanusch-Linser von der MANZ'schen Verlags- und Universitätsbuchhandlung GmbH bestätigt:

„Unsere Firma ist sehr um das Wohl der Mitarbeiterinnen am Arbeitsplatz bemüht. Aus diesem Grund hat die Geschäftsleitung auch die Entscheidung getroffen, in den neuen Büroräumlichkeiten je einen memonizer water und combi zu installieren.

Kurze Zeit nach der Installation berichtete ein Großteil der Belegschaft über angenehmere Luftverhältnisse, insbesondere in Gängen ohne Fenster sowie in Bereichen, wo größere bzw. mehrere EDV-Geräte (z. B. Drucker und Kopierer) aufgestellt sind. *Vor allem wurde auch von vielen die sich plötzlich verändernde* Qualität des Wassers positiv hervorgehoben. *Der weiche, fast samtige Geschmack veranlasste viele, ihren Wasserkonsum zu erhöhen.*

Durch derartige Investitionen spürt jeder einzelne Mitarbeiter, dass auch der Mensch einem Unternehmen wichtig ist. Dieses Gefühl schlägt sich schlussendlich auch in der Arbeitsleistung positiv nieder."

Frau Renate Fallast von der Handels- und Wirtschaftskammer Niederösterreich schreibt:

„Im Schülerheim der Landesberufsschule Wiener Neustadt wurden ein memonizer water und combi eingebaut. Die Tests vor dem Einbau waren bei den Versuchspersonen sehr negativ. Nach dem Einbau tranken wir zwei Monate lang täglich 2 Liter Wasser. Es wurde wieder ein Test durchgeführt, und unser Körperzustand hatte sich unwahrscheinlich gebessert. Wir sind Herrn Ing. Pfeinsl, Techniker der NÖ Landesregierung für Wasserinstallationen, sowie den weiteren zustimmenden Herren der Landesregierung sehr dankbar, dass in unserem Internat die memonizer eingebaut wurden. Hier wurde ein wesentlicher Schritt für die Gesundheit unserer Schüler und unserer eigenen Gesundheit gesetzt. Die memonizer befreiten uns von den negativen elektromagnetischen Feldern und trugen auch zur Harmonisierung unserer Gesundheit bei. *Das können wir als Testpersonen bestätigen."*

Frau Almut G. aus Bad Bevesen, die die ganze memon Palette installieren ließ (memonizer water, combi, car- und mobile), schrieb:

„Wir heizen mit Elektrizität und konnten in unserer Luft das Phänomen Feinstaub beobachten. Dank memonizer gibt es keinen Feinstaub mehr, und man spürt, wie gut das Einatmen im Haus tut. Die Pilzentwicklung in Bad, Schlafzimmer, Küche und Vorratskammer hat sich verbessert. Im Bad ist nichts mehr aufgetreten. Bei uns herrscht hohe Luftfeuchtigkeit, und trotz Luftentfeuchter musste alle halben Jahre der Pilz bekämpft werden. Seit dem memonizer Einbau mussten wir im Bad nichts mehr dagegen machen. Ich hatte auch Probleme mit der Hausluft. Oft konnte ich mich vor Erschöpfung am Wochenende nur noch ausruhen und litt unter leicht erhöhter Körpertemperatur. Das ist vorbei. Und ich erlitt im letzten Jahr auch keinen grippalen Infekt. Bei der Arbeit habe ich nicht mehr gefehlt wie sonst jedes Jahr.

Das Wasser schmeckt gut und ich trinke es viel lieber als früher. Außerdem tritt das Kalkproblem weniger stark auf. *Für Abwasch und Dusche sind weniger Spüli bzw. Duschgel notwendig. Beim Autofahren bin ich frischer und konzentrierter. Da ich jeden Tag über eine Stunde hin und zurück zur Arbeit fahre, kommt mir das sehr zugute.* Im Garten hat unser Wein an der Hauswand zum ersten Mal gesunde Früchte getragen.
Über diese Wirkungen freue ich mich und ich weiß, dass ich auch in Zukunft noch mehr positive Entwicklungen erleben werde. Das alles gibt mir mehr Lebensqualität. Ich möchte auf die memonizer nicht mehr verzichten."

Frau Maria U. schrieb nach dem Einbau eines memonizer combi:
„Was ich bemerkte: Mein Staub reduzierte sich täglich, man konnte sozusagen dabei zusehen. Ich musste nicht mehr täglich Staub wischen, sondern nur noch einmal die Woche. Auch meine Pflanzen haben eine wundervolle Wandlung mitgemacht. Die Blätter einer Zimmerpflanze, die immer vor sich hin darbte, wurden auf einmal viermal so groß, ganz ohne Düngung. *Auch mein Gummibaum bekam in der letzten Saison 20 Blätter statt bisher nur fünf.*
Auch die schulischen Leistungen meiner Kinder stiegen stetig an. Mein Sohn verlor seine In-sich-hineinstopft-Attacken und nahm ohne zusätzlichen Sport ab. Fürs Auto habe ich mir dann auch einen memonizer car besorgt. Ich fahre, als ob ich schwebe und saubere Innenluft habe ich gratis dazu."

Frau Annegret G. aus Hohenschäftlarn schreibt:
„Schon vor Jahren habe ich festgestellt, dass ich wohl zu den drei Prozent hochgradig elektrosensiblen Personen zähle. Wenn ich mich in Räumen mit vielen elektrisch betriebenen Geräten aufhielt, spürte ich Befindlichkeitsstörungen wie Unwohlsein und Kopfschmerzen. Außerdem litt

ich unter Schlafstörungen. Als ich Abhilfe für meine Probleme suchte, traf ich zufällig eine memon Beraterin, die mit mir einen unverbindlichen Termin zur Installation eines memonizers vereinbarte. *Mein Mann war sehr skeptisch, deswegen wollte er bei der Installation selbst dabei sein. Also begleitete er die Beraterin zu unserem Sicherungskasten, dem Installationsort des memonizers. Ich war währenddessen im Obergeschoss in der Küche und bereitete das Mittagessen zu.*

Plötzlich, von einer Sekunde auf die andere, merkte ich, wie die Strahlenbelastung meines Herdes von mir abfiel. Auf einmal herrschte ein anderes Milieu in der Küche, mir war, als wäre eine schwere Belastung verschwunden.

Ich ging sofort in das Erdgeschoss zu meinem Mann und fragte: „Was habt ihr gemacht?“ Er antwortete: „Der memonizer sitzt jetzt an seinem vorgesehenen Ort, sonst haben wir nichts gemacht.“

Seit diesem Tag kann ich mich wieder ohne Druck in Räumen mit vielen Elektrogeräten und Computern aufhalten. Außerdem schlafe ich seitdem so tief und erholsam, wie ich es vorher nie gekannt habe.

Aufgrund dieser verblüffenden Wirkungen habe ich mich dann auch für den memonizer water interessiert, der dem Wasser seinen natürlichen energetischen Zustand zurückgeben soll. Auch hier bin ich von der Wirkung sehr beeindruckt. Die Wasserqualität ist jetzt hervorragend. Anfangs hatte mein Körper ein regelrechtes Verlangen, dieses harmonisierte Wasser zu trinken. Und auch jetzt nach einem halben Jahr genieße ich täglich mindestens 2 Liter des „anderen“ Wassers. Meinen elektrischen Wasserkocher muss ich nur leicht auswischen, es gibt keine chemisch zu entfernenden Kalkablagerungen mehr. Und: Einer meiner Blumenstöcke, den ich schon entsorgen wollte, hat sich mit dem memon Wasser wieder so erholt, dass er es mir mit einer Fülle von Blüten dankte.

Herr Karl H. schreibt:

„Nach Einbau einer neuen Telefonanlage in unserem Betrieb hatte ich immer wieder Beschwerden im linken Gesichtsbereich. Ebenso verspürte ich ein leichtes Vibrieren im linken Oberschenkel. Das Handy trage ich immer in der linken Hosentasche. Durch Zufall erfuhr ich vom memon System und kaufte mir einen memonizer mobile. Ich bin begeistert, denn die Schmerzen sind weg!"

Herr Georg von Falkenhayn schreibt:

„Zum memonizer mobile ist zu sagen: Seit ich diesen kleinen Chip in meinem Handy habe, ist das Problem warme Ohren oder auch Kopfschmerzen nach längerem Telefonieren gänzlich verschwunden. Auch einige Patienten von mir, die unter häufigem einseitigen Druckkopfschmerz litten, sind viel ausgeglichener, seit sie den memonizer mobile benutzen."

Frau Petra und Herr Johann F. aus Feldkirchen schreiben:

„Für mich war Handy telefonieren immer unangenehm. Ich verspürte am Kopf einen unangenehmen Schmerz während des Telefonierens. Da wir ein Geschäft besitzen, waren stundenlange Telefonate am Handy über einen Zeitraum von rund 15 Jahren keine Seltenheit. Seit etwa fünf Jahren hatte ich ein ständiges Unwohlsein im Kopfbereich verspürt. Durch immer wieder auftretende Schwindelattacken, deren ich trotz Akupunktur, Homöopathie und ärztlicher Ratschläge nicht Herr wurde, war ich echt verzweifelt. Meine Lebensenergie war stark eingeschränkt. Der Gedanke, dass etwas stärker sein könnte als ich, war schwer zu akzeptieren: Über Erdstrahlen und Elektrosmog wollte ich mich zur damaligen Zeit nicht beschäftigen, da es meiner Meinung nach dafür keine Lösung gab.

Ich wurde immer schwächer, sodass ich oftmals am Tag das Gefühl hatte, ohnmächtig zu werden oder zu sterben. Ich betete zu Gott: „Irgendetwas auf der Welt muss es doch geben, das mir hilft!"

Ja, und so war es dann auch! Mein Bruder gab mir den Tipp mit memon. Ich rüstete sofort alles mit den memonizern aus – Haus, Geschäft, Handys und Kfz. Obwohl meine Familie mich belächelte, hat sich bei uns so einiges verändert:
Meine Tochter Stefanie konnte erstmals überhaupt in ihrem Leben durchschlafen. Ich selbst war es gewohnt, stundenlang im Bett wach zu liegen und zu warten, bis die Nacht vergeht. Morgens war ich wie gerädert und alle Knochen und Muskeln taten mir weh. Diese Beschwerden ließen nach der Installation von memon rasch nach, ich erholte mich und jetzt ist es für mich selbstverständlich, tief und fest zu schlafen. Heute habe ich eine Lebensqualität, die ich ohne memon bestimmt nicht bekommen hätte.
Mein Mann hatte nach einiger Zeit bemerkt, dass an der Stelle, wo er das Handy am Gürtel trug, seine Nieren- und Bandscheibenschmerzen verschwunden waren. Es war offensichtlich der Handychip, der das Übel zum Verschwinden gebracht hatte.
Meine jüngste Tochter kam vor 15 Monaten zur Welt, sie ist gesund und munter. Ein Phänomen, das ich bei den anderen drei Kindern nicht gekannt habe. *Das Baby schläft tief und fest, es ist auch ein so ruhiges, ausgeglichenes Kind. Ich vermute, durch die memonizer kann es ohne Stress im Nervensystem aufwachsen."*

Frau A. Maier schreibt:

„An einem heißen Sommertag besuchte ich eine Freundin in der Oberpfalz. Für die Fahrt nahm ich mir zwei Glasflaschen mit memon Wasser mit. Nach der Ankunft vergaß ich die noch vollen Flaschen. Zwei Tage lang standen sie mal in der prallen Sonne, mal im Schatten.
Als ich nach Hause zurückfuhr, dachte ich ‚oh weh, jetzt habe ich abgestandenes Trinkwasser!' Die Heimfahrt dehnte sich, es war Urlaubsverkehr. Ich machte mich über das abgestandene Wasser her – und staunte nicht schlecht, als dieses Wasser von gestern so schmeckte wie frisch abgefüllt. Zu Hause angekommen waren beide Flaschen leer."

Herr Frank W. F. vom Rainbow-Vitalcenter schreibt:

„Durch die Anbringung des memonizer car ist es mir auch über längere Strecken möglich stressfreier und gelassener am Straßenverkehr teilzunehmen. *Der Reizpegel hat deutlich abgenommen und die zeitweise vorhandene Aggressivität ist gänzlich verschwunden. Auch Verspannungen im Schulter- und Nackenbereich sind nicht mehr aufgetreten. Sogar Durchblutungsstörungen in den Beinen (bei Fahrten über sechs Stunden) haben sich nicht mehr bemerkbar gemacht. Allgemein kann ich wirklich feststellen, dass dieses Gerät einen sehr positiven Einfluss auf den gesamten Organismus während der Autofahrt ausübt. Ich habe sogar das Gefühl, dass mein Auto dadurch leiser läuft und sich weniger Windgeräusche entwickeln.*

Herr Gerhard V., Heizungstechniker, schreibt:

„Trotz unserer erheblichen Skepsis gegenüber dem memon System ließen wir uns dann doch das ganze Paket (Wasser, E-Smog, Luft, Telefon) einbauen. Zu unserer großen Überraschung konnten wir in unserer Wohnung innerhalb kürzester Zeit – leider sind wir beide Raucher – ein besseres Raumklima feststellen.

Da unter unserem Schlafzimmer nachweislich eine Wasserader ist, schlief ich nur selten in meinem Bett, weil ich morgens immer wie gerädert aufwachte. Auch meine Frau hatte Mühe, morgens aus dem Bett zu kommen. Diese Probleme gehören jetzt der Vergangenheit an.

Noch ein Wort zum memonizer mobile: Wegen meiner geschäftlichen Tätigkeit bin ich oft gezwungen, längere Handygespräche zu führen. Seit Einsatz des memonizer mobile fällt mir auf, dass mein Ohr längst nicht mehr so „warm“ wird. Wir möchten die memonizer nicht mehr missen.“

Frau Youlan He schreibt:

„Mein Mann litt seit Jahren unter starken Schlafproblemen, er konnte keine Nacht durchschlafen. Ich litt unter einer Stauballergie. Wir haben verschiedene Verfahren probiert, zuerst die Schulmedizin – ohne Erfolg. Dann die traditionelle chinesische Medizin – ebenfalls ohne Erfolg. Nichts half. Da hörte ich vom memonizer combi, der unter anderem die Luftqualität verbessern soll. Also haben wir uns den memonizer combi einbauen lassen. Die Wirkung ist schneller eingetreten, als wir angenommen hatten. Jetzt kann mein Mann endlich wieder durchschlafen – und das erstmals seit 20 Jahren!

Auch meine Situation hat sich schon nach drei Wochen stark verbessert. Ein Unterschied wie Tag und Nacht. Einfach fantastisch!"

Frau Anna E. schrieb am 3.12.06:

„Ich habe seit März 2006 die memonizer water, combi und mobile installiert. In dieser Zeit ist Folgendes passiert: Mein Sohn (17) hat sein Gewicht von 100 kg auf 73 kg reduziert, u. a., weil er plötzlich viel mehr Lust auf Sport und gesunde Ernährung hatte.

Es war irgendwie so, als ob ein Schalter umgelegt worden wäre – ein kleiner, aber wichtiger Impuls, der ihm geholfen hat, aktiv zu werden. In der Schule tut er sich so leicht wie noch nie, und er sagt von sich selbst, dass er gelassener und ruhiger geworden ist. Er hat viel weniger Einschlafprobleme und fühlt sich morgens fitter.

Die Luft in unserer Wohnung ist nicht mehr abgestanden oder stickig, selbst wenn längere Zeit die Fenster nicht geöffnet wurden. Wichtig auch: Mein Sohn und ich haben überhaupt keine asthmatischen Beschwerden mehr. Mein Sohn hat sein Asthmaspray seither nicht mehr benutzen müssen.

Ich kann nur sagen: Wenn alle diese Veränderungen nur „Glaube" wären, dann wäre ich eine Heilige – oder memon wirkt eben doch."

Frau Inge S. schreibt:

„Seit langer Zeit litt ich sehr darunter, dass ich nachts nicht richtig schlafen konnte und deshalb am nächsten Morgen unausgeglichen und reizbar war. Ich nahm öfters Schlaftabletten und musste auch ein Nasenspray benutzen, da ich sonst keine Luft bekam. Auch starkes Schnarchen hat mich in meinem Schlaf sehr beeinträchtigt.
Nach Einbau eines memonizer e-smog konnte ich bereits nach zwei Tagen eine eindeutige Verbesserung feststellen.
Medikamente oder Nasenspray brauche ich nicht mehr, ich habe endlich einen gesunden Schlaf."

Frau Ariane Kapellmann, Heilpraktikerin, schreibt:

„Ich litt seit fünf Jahren unter enormer Schlaflosigkeit und unerträglichen klimakterischen Hitzewallungen. Mein Leben erschien mir kaum noch lebenswert. Jeden Morgen depressive Müdigkeit und Lebensüberdruss. *Nachdem bei mir das komplette memon Hauspaket installiert wurde, verspürte ich noch am selben Tag durch die ionisierte Luft ein leichtes Kältegefühl. Ich konnte auf einmal viel tiefer und leichter atmen, so als würde das Haus ventilieren.*
Bereits in der ersten Nacht schlief ich so tief und fest, dass ich am Morgen sogar verschlief. Seitdem schlafe ich meine sieben Stunden. Sogar das abendliche Lesen im Bett schaffe ich nur noch zehn Minuten, dann fallen mir die Augen zu. Auffällig ist, wie leicht ich morgens aufstehe. Ich springe aus dem Bett und bin fit. Keine Kreislaufstörungen mehr, keine Depressionen und kaum noch Hitzewallungen.
Meine Tochter, die seit 10 Jahren an einer chronischen Sinusitis (Entzündung der Nasennebenhöhlen) litt, heilte im Laufe von zwei Monaten aus. Heute, nach vier Monaten, ist sie absolut beschwerdefrei. Ihre Schlafprobleme verschlimmerten sich zunächst, erst nach zwei Wochen fand sie ihren gesunden Schlafrhythmus. Sie schlief wie ein Engel und war morgens frisch und munter. Das ist bis heute so geblieben."

Meine Hündin, die bis dato Leitungswasser verabscheute, trinkt das transformierte Wasser so gerne, dass sie dieses sogar dem Regenwasser aus der Tonne vorzieht.
Blumen, mit diesem Wasser gegossen, gedeihen wie nie zuvor. Dass Kaffee und Tee unvergleichlich besser schmecken, versteht sich von selbst. Die Verkalkungsprobleme der Wasch- und Spülmaschine gibt es auch nicht mehr.
Und noch etwas: Wenn jemand in dem Haus Zigaretten raucht, steht der Dunst nicht mehr in den Räumen. Es ist unglaublich, wie schnell der Geruch verflogen ist.
Das alltägliche Leben gewinnt dermaßen an Qualität, dass wir ohne memon nicht mehr sein wollen."

Frau Irene G. schreibt:

„Nach dem Einbau der memonizer water und combi kann ich feststellen, dass ich mit 50 Prozent weniger Waschmittel auskomme und auf Weichspüler ganz verzichten kann. Unser ansonsten hartes Wasser fühlt sich ausgesprochen weich an, die Haare werden nach dem Waschen fülliger, obwohl ich nur noch ein Viertel der ursprünglichen Shampoomenge verwende. *Duschkopf und sämtliche Armaturen sind frei von Kalkrückständen und Restkalk ist problemlos ohne Einsatz von Putzmitteln wegwischbar.*
Am erstaunlichsten finde ich jedoch, dass ich nach drei Wochen feststellen konnte, besser atmen zu können. Ich leide seit Jahren an asthmatischen Beschwerden, geschwollenen Schleimhäuten und einer verstopften Nase. Wenn ich jetzt zu Hause bin, lassen diese Beschwerden nach, und immer wenn ich einige Zeit in einer anderen Umgebung bin, macht die Nase wieder zu."

Frau Dr. Kerstin W. schreibt:

„Gemeinsam mit meinem Mann betreibe ich ein Einrichtungshaus in Unterweitersdorf in Österreich. Wir haben einen memonizer combi für

die Luftionisation und die Elektrosmogharmonisierung installiert, zusätzlich auch einen memonizer water.
Das Trinkwasser in der Linzer Gegend wird von vielen Menschen hier als ungut bezeichnet. Umso mehr ist anscheinend deswegen unser gutes memon harmonisiertes Wasser positiv aufgefallen. *Mehrere Kunden haben mich bereits darauf angesprochen, und in der Belegschaft ist das edle Leitungswasser längst ein Geheimtipp. Zucker- und kohlensäurehaltige Getränke werden nur noch äußerst selten konsumiert.*
Noch eine Beobachtung: Kunden berichten mir immer wieder, wie angenehm und gemütlich der Aufenthalt bei uns ist. Mit den Worten: ‚Ich fühle mich wie unter einer beschützenden Glocke' unterzeichnete ein glücklicher Kunde den Kaufvertrag für die neue Inneneinrichtung seines Hauses. Gleich am nächsten Tag hat er bei memon angerufen. Seither lebt auch er memon.
Erwähnen möchte ich auch, dass sich unser aller Schlafqualität spürbar verbessert hat. Außerdem sind verschiedene Symptome, die mit einer Allergie zusammenhingen, bei unserer großen Tochter nicht mehr zu beobachten.
Alles in allem hätte ich nicht gedacht, dass sich mein Leben durch memon in dieser beeindruckenden Weise verändern wird."

Herr Wolfgang N. schreibt:

„In meiner Tätigkeit als Computerfachmann komme ich auch öfters zu einem Allgemeinarzt in München. Einmal unterhielten wir uns über die memonizer. Ich hatte zufällig einen memonizer water dabei und wollte die Gelegenheit nutzen, die Meinung eines Schulmediziners einzuholen. Also „zapfte" ich ein Glas Leitungswasser, bevor ich den memonizer water anbrachte. Nach der Installation füllte ich ein zweites Glas.
Der Arzt probierte also von beiden Gläsern, und schon nach ein paar Schlucken des memonisierten Wassers veränderte sich sein Gesichtsausdruck. Er setzte das Glas ab und sagte: „Erstaunlich, ich fühle mich jetzt besser!" *Gleich darauf trank er noch ein Glas von diesem Wasser.*

Dann holte er zu meiner Verblüffung aus einer Schublade eine Einhandrute und begann sogleich, das Wasser zu testen. Sein Ergebnis: „Stimmt, bei diesem Wasser messe ich keine Pathogenität!“
Natürlich wurde die Praxis mittlerweile mit dem kompletten memonizer Programm harmonisiert. Bei einem meiner letzten Besuche erzählte mir der Arzt, dass sogar die Patienten im Wartezimmer ruhiger sind als früher, da sie sich offenbar wohler fühlen.“

Frau Gabriele und Herr Erich G. schreiben:
„Nach dem Einbau eines memon Systems waren wir alle neugierig, ob das was bringt. Ich habe das gleich ausprobiert und bin unter die Dusche gegangen. Das Wasser war zu meinem Erstaunen vom Gefühl am Körper völlig anders, irgendwie weicher. Später beim Zähneputzen ist mir dieser Umstand nochmals positiv aufgefallen, und inzwischen haben es mein Mann und meine Kinder auch gemerkt.
Auch beim Trinken ist uns aufgefallen, dass wir alle mit mehr Selbstverständlichkeit Wasser trinken und andere Getränke (Säfte, Limo, Mineralwasser) in den Hintergrund gerückt sind.
Unsere Wäsche ist weicher geworden und fühlt sich auf der Haut nicht mehr so hart an wie früher. *Wir leben in unserem Haus mit sieben Personen und allen sind diese positiven Veränderungen aufgefallen.“*

Auch Herr Horst St. vom Mikro Medica Testcenter bestätigt:
„Die Wasserproben, die bei uns eingereicht werden, testen wir auf Schadstoffe aus dem Bereich der Schwermetalle, Umwelttoxine und Pharmatoxine. In der Regel weisen wir im Wasser ca. 10-20 Stoffe aus den verschiedenen Bereichen nach. In Wasserproben nach dem Einbau der memonizer water und combi konnten keine Schadstoffe mehr *nachgewiesen werden. Die Interessenten berichten auch, dass sich der Geschmack wesentlich verbessert und viel mehr Wasser getrunken wird.*
Eine uralte Glaskaraffe mit einem leichten Kalkschleier, der nicht zu ent-

fernen war, wurde nach ca. 3 Wochen kristallklar, denn der Kalk hatte sich gelöst. Die Karaffe ist jetzt von innen wie Hochglanz poliert."

Frau Veronika und Herr Werner M. schreiben:

„Wir haben den memonizer water und combi in unserem Haus installiert. Hier unsere Beobachtungen:
Beide haben wir seit Jahren an nächtlichen Schweißausbrüchen gelitten. Diese waren ein paar Wochen nach dem Einbau der memonizer gänzlich verschwunden. Die Luft in unserem Haus ist absolut klar und frisch. Auf unseren dunklen Wohnzimmermöbeln sowie auf der Mattscheibe des Fernsehers bilden sich weniger Staubablagerungen. Es gibt auch keine unangenehmen Gerüche mehr von Küchendünsten oder Zigarettenrauch. Unser Trinkwasser schmeckt definitiv frischer. Der Geschmack ist so hervorragend, dass wir nur noch unser Leitungswasser trinken. *Auch unsere Gäste sind von dem Wasser begeistert. Alle Kalkablagerungen haben sich aufgelöst. Die Armaturen inkl. des Nirostaspülbecken glänzen, obwohl auf spezielle Reinigungsmittel, wie wir sie früher verwendet haben, gänzlich verzichtet wird. Perlatoren und Duschköpfe sind innen und außen blitzblank. Insgesamt merken wir, dass sich durch die positiv veränderten Umweltbedingungen unser Wohlbefinden verbessert hat. Wir spüren buchstäblich, dass wir unserem Organismus Tag für Tag etwas Gutes tun und dass er uns dafür mit Spannkraft und Vitalität belohnt."*

Herr Frank D. schreibt:

Die von memon beschriebenen positiven Veränderungen durch den Einsatz der memonizer water und combi sind voll und ganz eingetreten.
Zum memonizer water:
Unsere Kinder trinken mit uns das erfrischende Wasser aus der Leitung. Limonaden und Säfte sind bis auf Ausnahmen kein Thema mehr.
Unsere jüngste Tochter ist wesentlich ruhiger geworden und schläft jetzt nachts durch.

Meine Schwiegereltern füllen sich zwischendurch immer wieder bei uns Leitungswasser ab und nehmen es mit nach Hause. Selbst gekochtes Wasser schmeckt jetzt einfach besser.
Zum memonizer combi:
Die Familie fühlt sich rundum gut.
Die Kinder können sich besser konzentrieren.
Wir wurden schon mehrfach auf unser gutes Raumklima angesprochen.

Frau Dorothea A. schreibt:
„Durch den Einsatz der memonizer water und combi hat es in meiner Tanzschule viele positive Veränderungen gegeben. Es ist definitiv ein besseres Raumklima entstanden, welches sich angenehm bemerkbar macht. *In einem Raum, wo viel Körperarbeit betrieben wird, kommt es zwangsläufig zu olfaktorischen Engpässen. Das hat sich wesentlich verbessert, die Raumluft ist frischer. Die allgemeine Stimmung und die Auffassungsgabe der Schüler und auch Entspannungsphasen wurden deutlich positiv beeinflusst.*
Als Getränk in unserer Cafeteria wird unser memon Leitungswasser angeboten, was inzwischen so begeistert angenommen wird, dass praktisch alle anderen Getränke nicht mehr bestellt werden. Das war die beste und befriedigendste Investition, die ich in meinem Unternehmen getätigt habe. Das Schöne ist auch, wenn ich in neue Räume ziehe, kann ich alles mitnehmen und dort problemlos neu installieren. Für mich ist memon ein wahrer Segen."

Herr Herbert Koplin von der Ruhrtalklinik schreibt:
„Seitens des technischen Dienstes unseres Hauses wurde nach Einbau des memon Systems festgestellt, dass die Entnahmestellen der wasserführenden Leitungen weniger Verkalkung aufwiesen, *dafür wurden extrem viel Kalkrückstände in den Filteranlagen entsorgt. Die Kalkablagerungen in den Leitungen lösen sich allmählich auf.*

Nach Auswertung unserer Krankmeldestatistik konnte im Vergleichszeitraum festgestellt werden, dass signifikant weniger infektbedingte Erkrankungen zu Arbeitsausfällen führten."

Frau Inge K. aus Amberg schreibt:

„Ich habe seit zwei Jahren nicht mehr ruhig in meinem Bett schlafen können. Jede Nacht gegen ein Uhr bin ich mit heftigen Schweißausbrüchen und Herzrasen wach geworden. Ich habe dann fluchtartig das Schlafzimmer verlassen und im Gästezimmer einen anderen Schlafplatz gesucht.

In den vergangenen Jahren bin ich wegen Schwächeanfällen dreimal mit dem Notarzt ins Krankenhaus gebracht worden. Die Ärzte haben bei mir keine organischen Schäden festgestellt.

Über eine Anzeige in der Amberger Zeitung habe ich von einem Infoabend zum Thema „Elektrosmog, Mobilfunk, Erdstrahlen und Schadstoffe im Wasser" gelesen. Ich habe mit meinem Mann diesen Vortrag besucht, und im Anschluss daran wurde mir eine kostenlose Überprüfung unserer Wohnung auf Wasseradern und Elektrosmog angeboten. Bei der Überprüfung stellte sich heraus, dass im Schlafzimmer ein sehr hoher Elektrosmog und Wasseraderkreuzungen vorhanden sind. Ich habe mir dann den memonizer combi auf Probe einbauen lassen. Nach fünf Tagen konnte ich wieder in meinem Bett ohne Schweißausbrüche und Herzrasen bestens schlafen. *Es geht mir gesundheitlich wieder gut, und ich möchte mich herzlich bedanken.*

Herr Florian H. von der Freien Schule Glonntal schreibt:

„Gerne möchte ich Ihnen im Namen unserer Schule von den positiven Veränderungen, die durch den Einbau des memonizer combi der Firma memon bei uns eingetreten sind, berichten. Die „Freie Schule Glonntal" wurde 2007 gegründet und wird von 220 Schülern im Alter von 7 bis 17 Jahren besucht. Das Schulkonzept orientiert sich an der Waldorf-Pädagogik und einem Lernen mit „Kopf, Herz und Hand".

Bei der Auswahl der Bau- und Renovierungsmaterialien wurde besonders auf die Umweltverträglichkeit und biologische Abbaubarkeit geachtet. Dennoch ist die Ausgasung von Farben und Lacken nicht vollständig auszuschließen. Am ersten Schultag war die Geruchsbelastung so hoch, dass ein geregelter Schulbetrieb in einigen Klassenzimmern aus unserer Sicht kaum möglich war. Insbesondere zeigte sich bei Lehrern und Schülern eine verstärkte Belastung der Atemwege, was sich in Husten, Halskratzen und Augenrötungen äußerte.

Durch ein Mitglied unseres ehrenamtlichen Teams wurde der Kontakt zur Firma memon hergestellt. Dankenswerterweise haben sie sofort reagiert und sich bereit erklärt, innerhalb von einem Tag uns einen memonizer zu Testzwecken zur Verfügung zu stellen.

Unmittelbar nach dem Einbau war eine sofortige Verbesserung der Luftqualität spürbar, und die Klassenzimmer konnten am nächsten Tag wieder beschwerdefrei benutzt werden. Inzwischen wurde auch ein memonizer water eingebaut, dadurch können nun Lehrer und Schüler sowohl in einer elektrosmogfreien Umgebung lernen und arbeiten als auch belebtes Wasser trinken.

Wir beobachten sehr genau, ob und welche Veränderungen sich bei Lehrern und Schülern hinsichtlich des sozialen Miteinanders und der Lernerfolge einstellen.

Herr Dr. Franz A., Praxis für Naturheilkunde, schreibt:

„Seit nun bereits über zwei Jahren habe ich das memon System (Paket: Luftionisation, Wasser und E-Smog) sowohl im Privathaus als auch in meiner naturheilkundlichen Praxis installiert. Die Wirkung war vor allem im Bereich Wasser sofort erkennbar und zeigte sich vor allem im sinkenden Waschmittelbedarf. *Weiters wurde das Trinkwasser sofort bekömmlicher und in größeren Mengen trinkbar. Die Luftionisation und die Elektrosmogreduktion zeigte sich im vollen Um-*

fang erst einige Wochen später durch Reduktion der Müdigkeit am Arbeitsbereich und der deutlich verbesserten Schlafqualität. Weiters fielen meiner Frau und mir auf, dass, wenn wir uns in anderen „nicht memon Bereichen“ aufhielten, sich sehr bald ein gewisser unangenehmer Zustand im Kopf einstellte. Dies hat nun dazu geführt, dass wir nach Ausflügen oder Einkaufstouren wieder sehr froh sind, zu Hause zu sein. In meiner Praxis erlebe ich, dass ein großes Arbeitspensum wesentlich leichter zu bewältigen ist als früher, und meine Patienten sind sehr angetan von dem angenehmen Raumklima. Ich teste meine Patienten auch immer auf exogene Belastungen und empfehle bei Bedarf natürlich das memon System aus meiner eigenen Überzeugung, aber auch aus meinen Testergebnissen.

Frau Elisabeth von H., Leiterin eines Seminarhauses in Oberbayern, beobachtet:

„Wasser: Die Auswirkung auf die Qualität unseres Trinkwassers hier am Hornberg ist überzeugend. Das Wasser fühlt sich viel „weicher“ an als vorher und wird daher auch lieber getrunken. Die vorher sehr starke Kalkablagerung im Wasserkocher ist nur noch minimal und lässt sich leicht ausbürsten. Diese Auswirkung war sofort nach dem Einbau zu beobachten. Etwa 5 Wochen nach der Installation platzte die Kalkschicht, die sich vor allem direkt über der Heizspirale am Boden des Kochers bildet von allein ab.

Das Wasser ist auch für die Haut viel angenehmer, außerdem brauche ich noch viel weniger Spülmittel/Haarshampoo als zuvor.

Elektro: Gleich nach der Installation hat meine Telefonanlage „gesponnen“ – wie bei einem Blitzeinschlag gab es eine kurze Störung (es hat „geflackert“) im System.

Die Wirkung im Haus: Die Atmosphäre wurde auch vorher schon als sehr angenehm wahrgenommen, jetzt aber ist die noch viel besser geworden. Besucher empfinden sie als „sehr entspannt“.

Ich arbeite regelmäßig am PC und konnte bisher nie sehr lange dran bleiben, weil ich sehr müde wurde. Durch den memonizer hat sich diese

Situation sehr verbessert – ich spüre es vor allem auch an meinen Augen. Interessant ist die Auswirkung auf die Raumatmosphäre – besonders auch bei intensiver Nutzung mit vielen Besuchern.
Die Putzfrau bemerkte, dass das Putzwasser sehr schwarz war – obwohl der Boden nicht besonders schmutzig aussah. Früher mussten wir den Raum oft zweimal hintereinander wischen um die Atmosphäre wieder freizukriegen. Dies ist besonders wichtig, weil hier im Haus regelmäßig meditiert wird.
Ich bin von der positiven Wirkung der memonizer überzeugt, und ich kann sie auch öffentlichen Einrichtungen wie Schulen, Arztpraxen u. ä. wärmstens empfehlen.

Herr Peter St. aus Rosenheim schreibt:
„Nachdem im April 2003 in unserem Haus der memonizer combi für Brauchwasser, Elektrosmog und Luftionisation installiert wurde, möchte ich Ihnen nun, nach anfänglicher Skepsis, meine äußerst positiven Erfahrungen mitteilen. Das Beste daran ist aus unserer Sicht die neue „Wohlfühl-Luft" in unserem Haus. Wir haben fast keinen Staub mehr in der Luft (sehr gut für Asthmatiker und Allergiker), auch die Gerüche vom Kochen und Rauchen verschwinden innerhalb von ein paar Stunden. Fremde und Bekannte, die unsere Wohnung betreten, sind fasziniert von unserer frischen Bergluft. Seit der ersten Nacht nach erfolgter Installation schlafen wir wesentlich besser. Wir schlafen eher ein, schlafen durch und sind dadurch am nächsten Tag ausgeschlafen.
Unser Körper verlangt täglich ca. 2-3 Liter von unserem neuen „memonisiertem Wasser". Unser neues Wasser schmeckt weich und verträglich. Sollten wir einmal nicht soviel trinken, trocknet der Mund aus. Der Einkauf von Getränken wie Wasser und Apfelschorle wurde seitdem auf null reduziert (immense Ersparnis!) Der noch vorhandene feine Kalk am Waschbecken, in der Kaffeemaschine, im Wasserkocher etc. lässt sich ohne Reinigungsmittel sehr leicht entfernen.

Außerdem wurde an meinem Outdoorwhirlpool der memonizer pool für die Wasseraufbereitung installiert. Nach mehrmonatigen Testläufen ist das Ergebnis nun phänomenal. Außer für die Regulierung des PH-Wertes brauche ich keinerlei Chemikalien mehr. Das Wasser ist glasklar, weich und angenehm auf der Haut – es sprudelt ganz anders als vorher.
Auch der neue memonizer car in Verbindung mit der Luftionisation erzielt beste Ergebnisse. Man riecht im Auto keinen Rauch mehr, die Luft ist frisch und äußerst angenehm.
Wir sind der Überzeugung, dass diese Technologie zukunftsweisend ist und sich jeder Mensch fragen sollte, was einem die eigene Gesundheit wert ist. *Wir wünschen Ihnen auf alle Fälle weiterhin viel Erfolg mit memon.*

Petra und Joachim M. aus Emmering schreiben:
„Vor einigen Wochen installierte einer Ihrer Mitarbeiter memonizer in unserem Haus. Seit diesem Tag hat sich unsere Lebensqualität positiv verändert. *Mein Mann und ich litten fast jeden Morgen beim Aufstehen unter Rückenschmerzen. Die haben sich nach kurzer Zeit schon deutlich verbessert.*
Die Durchschlafprobleme meiner dreijährigen Tochter brachten mich an den Rand eines Nervenzusammenbruchs, weil sie mindestens drei- bis viermal nachts aufwachte und mir den Schlaf raubte. Das ist jetzt vorbei. Ferner leide ich seit vielen Jahren an einer Milbenallergie, was zur Folge hatte, dass ich morgens mit einer verstopften Nase aufwachte und mindestens zehnmal schnäuzen musste. Jetzt ist meine Nase morgens frei!“

Erkenntnis

Auf ausdrücklichen Wunsch der Firma memon sei hier festgehalten, dass diese ihre memonizer nicht als Heilmittel verstanden wissen wollen und daher auf den Besuch bei einem Arzt, Heilpraktiker oder sonstigen Therapeuten nicht verzichtet werden kann.

Gott sei Dank zeigen sich gerade in der letzten Zeit immer mehr, auch schulwissenschaftlich orientierte Mediziner offen für neue Wege. Nicht zuletzt durch die ihnen eng gesteckten Grenzen eines von Pillen und Operationen gepflasterten Weges, erfahren sie neue, oft erstaunliche Möglichkeiten der Heilung. Schon im Jahr 2006 habe ich in meinem Buch „Leben ohne Ärzte" einige dieser Wege aufgezeigt. Auch für mich haben sich neue Erkenntnisse aufgetan und mir ist klar, dass auch ich an Altem nicht festhalten darf, denn die Welt verändert sich in allen Bereichen. Vor allem war es diese Erkenntnis, die mich veranlasst hat, mich mit einer außergewöhnlichen, zukunftsorientierten Technologie – wie der memon Umwelttechnologie – zu befassen und sie durch dieses Buch dem interessierten Leser vorzustellen. Jetzt liegt es an Ihnen, den nächsten Schritt in ein Leben in Harmonie mit der Natur zu tun, wie es bei memon so schön heißt. So stellt sich die Frage:
„Leben Sie auch schon memon?"

Glossar

Frequenz: lateinisch „frequentia", Häufigkeit. Das Wort bezeichnet die Anzahl von Ereignissen innerhalb eines Zeitraumes. Als Beispiel der menschliche Puls: Man misst beispielsweise 80 Pulsschläge pro Minute. In der Physik gilt als Basiseinheit die Sekunde. Die Einheit der Frequenz wird in Hertz gemessen. Also: 1 Hertz = 1 Schwingung pro Sekunde. Die Frequenz bei Wellen bemisst sich aus Ausbreitungsgeschwindigkeit (z. B. Ausbreitungsgeschwindigkeit von Licht) pro Wellenlänge.
Beispiel: Der Kammerton A, nach dem jedes Instrument gestimmt wird, beträgt 440 Hertz. Das heißt 440 Schwingungen pro Sekunde.

Schwingung: Sie bezeichnet den Verlauf einer Zustandsänderung in Abhängigkeit von der Zeit. Unter einer harmonischen Schwingung versteht man diejenige, bei der die Zustandsänderung periodisch verläuft. Das heißt, das System durchläuft nach einem wiederholten Muster immer wieder den Ausgangspunkt. Die harmonische Schwingung hat einen festen Schwingweg, eine feste Amplitude und eine feste Periodendauer. Eine Periode ist die Zeit, die verstreicht, während dieser ein schwingungsfähiges System genau eine Schwingungsperiode durchläuft bzw. nach der es sich wieder im selben Schwingungszustand befindet.

Resonanz: lateinisch „resonare“, zurücktönen. Resonanz ist das Mitschwingen eines schwingungsfähigen Systems, wenn es durch eine Frequenz angeregt wird, die der Eigenfrequenz entspricht. Als Beispiel das Klavier: Der Klavierstimmer stimmt mit der Stimmgabel die Saite, die der Frequenz von 440 Hertz bzw. dem Kammerton A entspricht. Fängt die Klaviersaite beim Anschlagen der Stimmgabel nicht an zu vibrieren (tönen, resonieren), so stimmt die Eigenfrequenz der Saite nicht mit der der Stimmgabel überein. Es entsteht keine Resonanz. Erst nachdem der Klavierstimmer die Spannung der Saite verändert hat, tritt die Saite in Resonanz mit der Frequenz von 440 Hz. Ein weiteres bekanntes Beispiel ist das „Aufschaukeln“ der gleichmäßigen Tritte einer Marschkolonne. Bewegt sich eine Marschkolonne über eine Brücke, so kann sie zusammenbrechen, da sie mitschwingt. Kompanieführer geben deshalb beim Überqueren einer Brücke immer den Befehl „Ohne Tritt, Marsch!“, sodass keine Resonanzkatastrophe eintritt.

Interferenz: ein Phänomen, das bei der Überlagerung von zwei Wellen auftritt. Bei zwei Wellen gleicher Wellenlänge, gleicher Frequenz und gleichem Takt verstärkt sich die Amplitude; diesen Vorgang nennt man konstruktive Interferenz. Sind die beiden Wellen um 180 Grad phasenverschoben, sodass Wellenberg und Wellental zusammenfallen, löschen sie sich gegenseitig aus. Man spricht dann von destruktiver Interferenz. Dieses Phänomen nutzt die memon Umwelttechnologie, indem sie phasenverschoben Informationen aufmoduliert. Dadurch wird die negative Information in ihrer Wirkung aufgehoben.

Information: Eine Information findet auf einer nichtmateriellen Ebene statt bzw. auf einer Ebene, die wir mit unseren Sinnesorganen nicht bewusst wahrnehmen können. Die von Körpern (= Materie) abgestrahlte Raumenergie (= nichtmaterielle Energie) enthält alle Informationen über deren physikalischen Aufbau und ihre bioelektrischen

Funktionen. Die Information ist praktisch die geistige Essenz eines Stoffes oder Vorganges. Die Schwingungsmuster oder feinstofflichen Energien können für den lebendigen Organismus harmonisch oder disharmonisch sein. Grundsätzlich sollten sich die Schwingungsmuster bzw. die Information im überwiegend rechtspolaren Bereich bewegen, denn so treten sie in Resonanz mit den menschlichen Zellen, die ebenfalls rechtspolar sind.

Radiästhesie: lateinisch „radius", der Strahl, griechisch „aisthanomai", empfinden. Die Lehre der Strahlenwirkung auf den menschlichen, tierischen oder pflanzlichen Organismus. In der Radiästhesie geht man davon aus, dass alle Objekte Schwingungen, Energiekörper oder Felder erzeugen, die mittels Rute, Sensor oder Pendel aufgespürt werden. Mittels Radiästhesie werden sowohl Wasser- oder Mineralvorkommen „gemutet" (aufgespürt) als auch krankmachende elektromagnetische Felder bzw. natürliche Reizzonen. Das Phänomen beruht auf der Resonanzwirkung zwischen Radiästhet und Umgebung.

Polarität: Das Zusammenwirken zweier Pole – Plus und Minus – in Wechselwirkung. Polarität ist immer gebunden an eine Zusammengehörigkeit. Es handelt sich also nicht um das Prinzip der Dualität, das ein „entweder – oder" umreißt. Durch die Wechselwirkung zwischen zwei Polen kommt es zur Dynamik, das heißt zu einer Zustandsänderung. Siehe auch am Beispiel der Batterie: Nur wenn ein Minus- und ein Pluspol zusammenwirken, schaltet sich ein Gerät ein.

"Es sind nicht die Umstände, die den Menschen schaffen.
Der Mensch ist es, der die Umstände schafft!"

Benjamin Franklin

Maya-Tageszeichen Postkarten

Zur Bestimmung der Tagesenergie

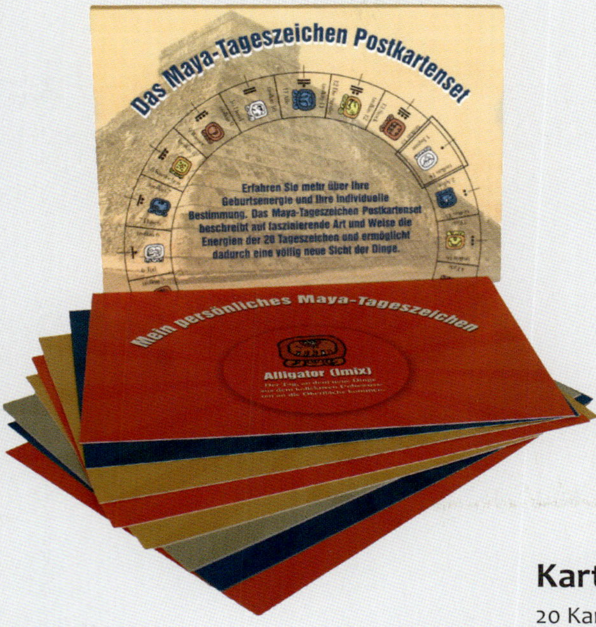

Kartenset: € 21,- (D)
20 Karten
Format ca. 160 mm x 115 mm
Art.Nr.: VP-PS-DEU-1

Der Maya Kalender ist ein Kalender des kosmischen Schöpfungsprozesses und kann daher helfen, das individuelle Leben in Einklang mit der Schöpfung und dem wahren Lebensziel zu bringen. Im Zwanzig-Tage-Zyklus des Tzolkin-Kalenders sind ausführliche Informationen über die Energie eines jeden Tagesherrn überliefert.

Insgesamt können 260 individuelle Energien des Maya Kalenders in der Kombination von 13 verschiedenen Zahlen (1-13) und 20 verschiedenen Tageszeichen gebildet werden. Jeder dieser 260 Tage hat eine einzigartige Energie, ebenso die Menschen, die an diesen Tagen geboren sind.

Mit dem Maya-Postkartenset können Sie sich Ihre persönliche Geburtsenergie ausrechnen.

Diesen Artikel können Sie im online-shop auf www.eu-umweltakademie.eu bestellen